ADAM KAY

Ich weiß auch nicht, wie die Christbaumkugel da hinkommt

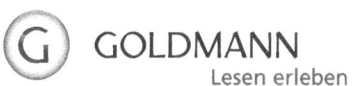

GOLDMANN
Lesen erleben

Das Buch

Nach seinem fulminanten Debüt trainiert Adam Kay zum zweiten Mal die Lachmuskeln seiner Leser und Leserinnen. Erneut gewährt uns der preisgekrönte Comedian einen urkomischen, schrecklichen und manchmal herzzerreißenden Blick in seinen Alltag als Assistenzarzt – während der Weihnachtszeit! Dort müssen nicht nur Schnittwunden versorgt und Zugänge gelegt, sondern auch skurrile Körperexperimente und Sexunfälle kuriert werden. Mit diesem Werk kann Weihnachten kommen: Ho, ho, ho, Merry Christmas!

Adam Kay

Ich weiß auch nicht, wie die Christbaumkugel da hinkommt

Weihnachtliche Aufzeichnungen eines Assistenzarztes

Aus dem Englischen
übersetzt von René Stein

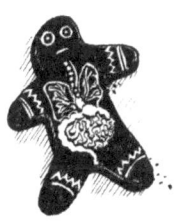

GOLDMANN

Die Originalausgabe erschien 2019 unter dem Titel
Twas the Nightshift Before Christmas bei Picador, einem Imprint von
Pan Macmillan, The Smithson, 6 Briset Street, London, EC1M 5NR.

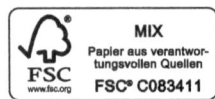 Dieses Buch ist auch als E-Book erhältlich.

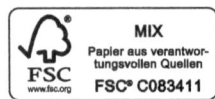

MIX
Papier aus verantwor-
tungsvollen Quellen
FSC
www.fsc.org **FSC® C083411**

Verlagsgruppe Random House FSC® N001967

1. Auflage
Deutsche Erstausgabe Oktober 2020
Copyright © 2020 by Wilhelm Goldmann Verlag, München,
in der Verlagsgruppe Random House GmbH,
Neumarkter Straße 28, 81673 München
Copyright der Originalausgabe © 2019 by Adam Kay
Umschlaggestaltung: UNO Werbeagentur, München,
unter Verwendung eines Motivs von © FinePic®
Illustrationen: © 2019 by Steph von Reiswitz
Lektorat: Dr. Marion Preuß
MP • Herstellung: kw
Satz: KompetenzCenter, Mönchengladbach
Druck und Einband: CPI books GmbH, Leck
Printed in Germany
978-3-442-31583-3
www.goldmann-verlag.de

Besuchen Sie den Goldmann Verlag im Netz:

Für meine Eltern

(Das Buch ist nicht wirklich meinen Eltern gewidmet, aber weiter lesen sie sowieso nicht, und es reicht wahrscheinlich, um wieder ins Testament aufgenommen zu werden.)

Meinem Verleger ist nach wie vor sehr daran gelegen, dass weder der Verlag noch ich aufgrund meiner Bücher ins Gefängnis müssen. Um das zu gewährleisten, wurden alle Namen und Daten sowie persönliche und klinische Angaben geändert. In meinem letzten Buch habe ich alle Klarnamen durch unbedeutendere Harry-Potter-Charaktere ersetzt. Das werde ich nicht noch einmal tun.*

---

* Diesmal stammen sie samt und sonders aus der Serie *Home Alone*.

Inhalt

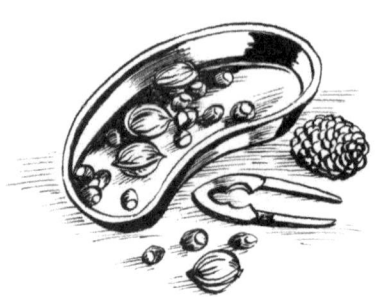

Einführung

Weihnachten ist diese nach Kiefernnadeln duftende, mit Christbaumlametta verzierte Auszeit, in der – ob es gefällt oder nicht – alles einfach stillsteht ... Es ist eine vorübergehende Apokalypse, in dem alltägliche Gesetzmäßigkeiten durch einen Fiebertraum aus Freude und Wohlwollen ersetzt werden. Und da geht der Alltag für eine Woche, die sich unendlich lang zu ziehen scheint, dahin, und wird durch seltsame zwanghafte Rituale ersetzt.

Du bist gezwungen, Gesellschaftsspiele mit blutsverwandten Fremdlingen zu spielen, die du den Rest des Jahres zu meiden versuchst. Du stopfst Lebensmittel in dich rein, als wäre es ein Wettkampf, bei dem dich jedes Kilo Fleisch oder Käse eine Runde weiterbringt. Und um der stetig größer werdenden Belastung Herr zu werden, die so viel Freizeit mit Verwandten ersten Grades mit sich bringt, wird aus dem Flirt mit dem Alkohol eine sadomasochistische Beziehung.

Es ist eine bizarre Version des wirklichen Lebens, eine alternative Realität. Fröhlichkeit wird zur obersten Pflicht erhoben und ist anscheinend nur durch eine Kombination aus Scharaden, Sodbrennen, ständiger Impulskontrolle und Wundliegen auf dem Sofa zu erreichen. Und das alles wird ermöglicht, weil man – dank der Geburt eines kleinen Babys namens Jesus – nicht mehr zur Arbeit gehen muss. Nun, zumindest die *meisten* von euch müssen das nicht.

Die erste Frontreihe des *National Health Service* (NHS) ist leider nicht zu Jesus' »All you can eat«-Geburtstagsparty eingeladen. Für das medizinische Personal auf der ganzen Welt gilt: Weihnachten ist ein Tag wie jeder andere.

Die Weihnachtszeit kommt nur einmal im Jahr und bringt mehr – danke dafür – als nur die standardmäßigen Krankenhausdramen mit sich. Festlich bedingte Hitzewallungen und Lungenentzündungen beschäftigen die Pulmologen, während Noroviren und Lebensmittelvergiftungen die saisonalen Topstars bei den Gastroenterologen sind. Endokrinologen holen Patienten aus dem hyperglykämischen Koma wieder ins Leben zurück, das von zu viel Mince Pie herrührt, und die orthopädischen Stationen ächzen unter den älteren Patienten, die auf Glatteis wie Jenga-Türme umgekippt sind und sich dabei die Hüfte gebrochen haben.

In Notfallambulanzen geht es dichter gedrängt als auf Truthahnfarmen zu: hier blaue Augen von den Korken leichtsinnig geöffneter Champagnerflaschen, dort fleischige, von heißen Backblechen verbrannte Unterarme. Dazu Kinder mit Gehirnerschütterungen, die sich in der Carrerabahn-Verpackung die Treppe hinuntergestürzt haben. Ganz zu schweigen von den Stromschlägen durch Lichterketten, Truthahnknöchelchen in Luftröhren, abgetrennten Fingern durch unvorsichtiges Gemüseschneiden. Die Fälle von Trunkenheit am Steuer gehen buchstäblich durch die Decke.

Und dann ist da natürlich noch das Blutbad, wenn bei den Familien der kritische Punkt erreicht ist, normalerweise zwischen der Ansprache der Königin und den Late-Night-Shows. Unter dem Einfluss der Weihnachtsgeister und Mistelzweige bahnt sich in den Wohnzimmern des ganzen Landes das Verbrechen seinen Weg, und immer noch klebrige Schneidemesser werden in den Oberschenkel des rassistischen Onkels gerammt.

Den größten Teil meiner medizinischen Laufbahn habe ich in der Geburtshilfe und Gynäkologie verbracht. Berufstätige Mütter haben nicht wirklich die Möglichkeit, ein paar Tage zu Hause zu bleiben und abzuwarten, ob »sich das Problem von selbst löst«; und vom Eierlikör beflügelt gibt es in der Gynäkologie einen deutlichen Anstieg von Fällen, bei denen Gegenstände in irgendwelchen Körperöffnungen feststecken und partout nicht die Rückreise antreten wollen.

Und dann sind da noch die herzzerreißenden Szenen wie »Oma-Dumping« und so Zeug. Ein Spleen gerade bürgerlicher Familien, die die älteren oder gebrechlichen Verwandten mit einer vagen, vorgegaukelten medizinischen Beschwerde an Heiligabend im Krankenhaus abgeben, damit die Treulosen ordentlich feiern können und sich nicht um die Pflege ihrer Eltern kümmern müssen.

Das Ganze wird von Werbung der Kaufhauskette John Lewis, völlig übertriebenen Instagram-Fotos und diesem schrecklichen Song *Wonderful Christmas Time* von Paul McCartney, der darauf besteht, dass man einfach eine wunderbare Weihnachtszeit genießen soll, auf die Spitze getrieben. Viele Patienten haben an dieser Jahreszeit schwer zu knabbern und müssen sich in die Obhut unserer geradezu schändlich unterfinanzierten psychosozialen Dienste begeben. Und natürlich gibt es nie einen halbwegs guten Zeitpunkt, einen geliebten Menschen zu verlieren, aber die Trauer fällt während der besinnlichen Tage umso größer aus, so umgeben und erdrückt von all der Freude weltweit.

Die jährliche Krise im Gesundheitssystem während der Wintermonate macht jedes Jahr zu Recht Schlagzeilen, aber während der Weihnachtstage drücken die Medien – sie wollen dir nicht in deinen Baileys oder Glühwein pissen – ein Auge zu, sondern füttern uns mit Wohlfühlgeschichten über einen Eisbären, der eine Vorwärtsrolle gemacht hat, oder über ein Kleinkind aus königlichem Hause, das in pelzbesetzter Couture zur Kirche trottet. Aber so, wie dich die über die Augen gehaltenen Hände nicht unsichtbar machen, verschwinden die Patienten nicht einfach, und die Rettungswagen reihen sich immer noch vor den Notfallaufnahmen auf wie die Lastwagen an den Fährterminals von Calais. Und auch die Mitarbeiter sind noch da, sie stellen ihre Berufung über einen besinnlichen Urlaub. Es gibt kein Personal, das einspringen kann, keine Armee an Samaritern, die den Beschäftigten in den Gesundheitsberufen eine kleine Auszeit gönnen. Stattdessen teilen sich die 1,4 Millionen Beschäftigten im NHS die Aufgabe und schieben teils absurd unsoziale Schichtdienste, um sicherzustellen, dass der Rest von uns es in einem Stück bis zum Jahreswechsel schafft.

Von den sieben Weihnachten, an denen ich als Arzt praktizierte, landete ich sechs Mal auf Station. Dafür gab es einige Gründe, die sich zu einem perfekten Schneesturm entwickelten. Zuerst einmal dachte jeder, ich sei jüdisch; also nahm man an, dass es mir nichts ausmachen würde, am für die Juden wohl unwichtigsten Tag des

Jahres zu arbeiten. Der Fairness halber gegenüber denjenigen, die dachten, ich sei ein Jude – ich *war* jüdisch, okay, ich bin es immer noch, aber mit Betonung auf dem »isch«. Ich gehöre zu jener Sorte Juden, die einen Weihnachtsbaum aufstellt, die Synagoge nicht von innen kennt und beim Verfassen dieser Zeilen tatsächlich die korrekte Schreibweise von »Synagoge« googeln musste. Oh, und ich glaube nicht an Gott, so wie die meisten unter den eher gewissenhafteren Ärzten. Und dennoch: Soweit es meine Kollegen betraf, war ich für sie sicherlich jüdisch genug, um gerne den jährlichen vierundzwanzigstündigen Fernseh- und Fressmarathon für das Wohl der Allgemeinheit zu opfern.*

Hinzu kommt, dass ich kinderlos war – und immer noch keine Kinder habe. Da Weihnachten eine Zeit für Kinder und all das ist, rücken Ärzte mit jungen Familien an die Spitze der Nordmanntannenpyramide auf und bekommen den Tag frei. Ich gönne es ihnen, aber für eine Weile dachte ich darüber nach, mir praktischerweise eine imaginäre Nachkommenschaft zuzulegen. Die undankbaren Mühen einer *tatsächlichen* Elternschaft wären wahrscheinlich ein extrem teures, stressiges und ineffizientes Mittel gewesen, ein paar Tage freizubekommen, nur um dann an ebenjenen Tagen genau wie alle andere Rosenkohlröschen zu essen.

Aufgrund der peripatetischen Ausbildung von Assistenzärzten musste ich jedes Jahr zu Weihnachten in einem

---

* Irgendwie ging meine Zugehörigkeit zum jüdischen Glauben leider nicht so weit, dass ich jeden Samstag freibekommen habe. Soll mir noch einer was über religiöse Verfolgung erzählen!

anderen Krankenhaus arbeiten; ich konnte also nicht wirklich »Foul!« schreien und mich beschweren, dass ich bereits im letzten Jahr Dienst geschoben hatte. Das wäre, als würde man sich weigern, in der Kneipe eine Runde zu spendieren, weil man ja letzte Woche schon eine Runde für einen ganz anderen Freundeskreis in einem achtzig Kilometer entfernten Pub geschmissen hat.

Vielleicht hätte ich mehr Glück gehabt, wenn ich selbst den Dienstplan erstellt hätte – diejenigen, die dafür zuständig waren, teilten sich immer für verdächtig angenehme Schichten ein. Aber farbige Tabellenkalkulationen waren nie meine Stärke, und der Preis, den die Organisatoren für dieses Privileg zahlten, schien die Mühe nicht wert zu sein. Ich zog es vor, meine ohnehin schon knappe Freizeit mit meinem Partner zu verbringen, und sie nicht mit wütenden Anrufen von angefressenen Kollegen sowie #WERT!-Fehlern in der Excelliste zu vergeuden. Selbst wenn es gelingt, den Tagdienst an Heiligabend zu vermeiden, endest du ziemlich sicher in der Nachtschicht oder es erwischt dich am ersten oder zweiten Weihnachtsfeiertag beziehungsweise an Silvester. Krankenhäuser versuchen stets, das Ärztepersonal an Weihnachten auf das absolute Minimum zu reduzieren, um die Versorgung gerade noch zu gewährleisten; aber das »absolute Minimum«, das im Allgemeinen das beste Szenario an einem normalen Tag darstellt, lässt nur schwerlich einen Unterschied erkennen.

Letztendlich sieht es wie folgt aus: Die scheiß Schichten müssen irgendwie besetzt werden, und niemand kommt jemals ganz um sie herum. Die Chance darauf, dass ein Assistenzarzt die ganze Woche zu Weihnachten frei bekommt, ist in etwa so hoch, als ob er genug Geld hätte, um auf Mustique am Pool von Bernie Ecclestone Wodka Stinger zu schlürfen. Oder Jeremy Hunt.

Nun folgen also die Tagebucheinträge von meinen Diensten zu Weihnachten auf Station. Ich habe Babys und Christbaumkugeln dazu verholfen, von den Stellen wegzukommen, an denen sie feststeckten.* Aber es war nicht alles schlecht. Wenigstens hatte ich eine Ausrede, um nicht unnötig viel Zeit mit meiner Familie verbringen zu müssen.

---

* In meinem ersten Buch *Jetzt tut es gleich ein bisschen weh* lauteten die häufigsten Gründe dafür, einzelne Passagen wegzulassen, entweder »zu ekelhaft« oder »zu weihnachtlich«. Mit diesem Titel leiste ich Abbitte und Wiedergutmachung.

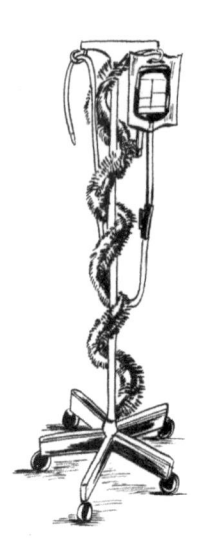

Erstes Weihnachten

Dies Fest hat ich Dienst in der Urologie,
oh himmlischer Glanz,

und Kerl um Kerl machte seltsam' Scheiß
mit seinem Schwanz.

Montag, 20. Dezember 2004

Die Patienten haben zu dieser Jahreszeit meist ziemlich viele Karten auf ihren Nachttischen und Fensterbänken drapiert, die allesamt gute Genesung und ein frohes Fest wünschen.

Patient CG erholt sich gerade von einer Darmresektion, und sein Bereich im Zimmer ähnelt einer Zweigstelle vom Grußkarten- und Giftshop *Clintons*.

Bei der Visite schneit mein Oberarzt Cliff mit »Da ist aber einer beliebt!« ins Zimmer, eine Millisekunde zu früh, sodass ich mich nicht mehr zu ihm hinüberlehnen und ihm zuflüstern kann: »Die Frau vom jemand Bestimmtem ist gerade gestorben ...«*

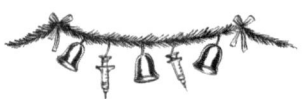

---

* Hier folgt eine Auflistung der medizinischen Dienstgrade und die dazu entsprechenden Tätigkeitfelder in einem englischen Herrenhaus, wie sie in Mrs Beetons Werk Book of Household Management (zu Deutsch: *Buch der Hauswirtschaft*) von 1861 aufgeführt sind:
Juniorarzt – Spülmagd/Stalljunge
Juniorarzt im zweiten Jahr – Dienstmagd/Reitknecht
Assistenzarzt – Hausmädchen/Diener
Oberarzt – Haushälter/Hausverwalter
Chefarzt – Herr/Dame des Hauses

In dieser Phase bin ich Juniorarzt. Laut Frau B. sind für Spülmagd oder Stalljunge jene Aufgaben vorgesehen, die für andere Mitglieder des Haushalts zu niederträchtig oder schmutzig sind – eine ziemlich treffende Beschreibung für die Rolle eines Juniorarztes. Ihr jährliches Salär lag zwischen £5 und £12 – und wieder: nicht weit entfernt.*

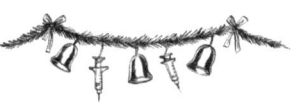

Mittwoch, 22. Dezember 2004

Die Anekdote, die ich im Ärztezimmer zum Besten gebe, ist meines Erachtens ganz große Klasse. Geradezu begeistert berichte ich von einem zwanzigjährigen Mann, dessen halbverrückter Versuch, sich selbst ein Kostüm für seine Weihnachtsfeier zu basteln, in der Notaufnahme landete.** Die Idee war wirklich genial, aber er hätte sie wohl

---

* Anmerkung des Übersetzers: Das englische Gesundheitssystem unterscheidet sich deutlich vom deutschen. Während ein Mediziner in Deutschland sofort als Assistenzarzt einsteigt (nach Absolvierung des Praktischen Jahrs), sind in England der House Officer – hier Juniorarzt – sowie Senior House Officer – Juniorarzt im zweiten Jahr – dem Registrar bzw. Assistenzarzt vorgeschaltet, wobei sich eine Tätigkeit als SHO über mehrere Jahre erstrecken kann.
** Verdammte Kostümiererei! Wer achtet schon auf diese eine Zeile auf der Einladung zur Party – du bist entweder der Einzige, der in Verkleidung erscheint, oder der Einzige, der es versäumt hat. Oder du übertreibst es kolossal, indem du einen ganzen Morgen und zweihundert Pfund im Verleih des National Theatre verpulverst, während sich die anderen Gäste mit

kaum umgesetzt, wenn ihm zuvor jemand mit einem gesunden Menschenverstand begegnet wäre. Der Patient hatte Arme, Beine, seinen Oberkörper und seinen Kopf Schicht für Schicht mit Alufolie umwickelt, dabei nur Löcher für seine Augen und eines für seinen Mund gelassen. Er ging als Truthahn zu einer Party. Einige Stunden später brach er zusammen. Der Flüssigkeitshaushalt in seinem Körper entsprach dem eines Knäckebrots, er musste stationär aufgenommen und intravenös aufgepäppelt werden.

Enttäuschend ist, dass niemand sich besonders beeindruckt zeigt.*

Frank, einer der Assistenzärzte, kommt mir zu Hilfe und versucht, die Anekdote zu retten: »Hatte er auch zwei Kilo Füllung in seinem Hintern?« Leider nicht. Selbiger Frank kontert mit der Geschichte eines ähnlich »gewickelten« Patienten, den er letztes Jahr behandelt hat und der jeden Zentimeter Oberfläche seiner Haut mit Gaffertape bedeckt hatte. »War aber nicht für eine Party …«, fügt er hinzu.

Ich frage nach dem Grund, erinnere mich aber, warum die meisten Menschen die meisten Dinge tun und mache im zarten Alter von vierundzwanzig Jahren meine erste Begegnung mit der sexuellen Spielart – oder besser Perversion – der Mumifizierung.

Teufelshörnern oder einer Prinz-Charles-Maske begnügen. Und wie zum Teufel soll man scheißen, wenn man als Spider-Man gekommen ist?

* Ärzte sind bestenfalls ein ziemlich tougher Haufen, und Geschichten über idiotische Patienten sind ein bisschen wie Antibiotika: Sie verlieren ihre Durchschlagskraft angesichts einer Bevölkerung, die sie übermäßig einnimmt.

In den drei Jahrtausenden hat sich nicht viel verändert, seit der Mumifizierungsprozess von Ramses und seinen Kumpels entwickelt wurde, obwohl die Menschen heutzutage im Bereich der Nase Löcher zum Atmen lassen (und ein drittes etwas größeres Loch auf der Körperrückseite). Dieser Patient allerdings musste die Erfahrung machen, dass Gaffertape als Mumifizierungsmaterial – bei Lebenden! – nur begrenzt Berechtigung hat.

Denn beim recht effizienten Auswickelprozess werden, und das ziemlich gründlich, alle Körperhaare epiliert. Ach, und gleichzeitig wird mann auch noch beschnitten.

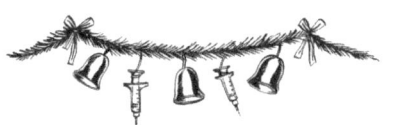

Samstag, 25. Dezember 2004

Da wären wir also: Frohe Weihnachten, alle haben Spaß. Zumindest woanders. Ich läute meinen ersten Weihnachtstag auf der Station damit ein, indem ich versuche, einen dauergrinsenden Fernseharzt zu mimen. Aber wenn ein Patient oder Kollege mir ein frohes Weihnachtsfest wünscht, kommt als Antwort jedes Mal nur ein Krächzen.

Ich versuche zu verdrängen, was mir entgeht, und es wie einen normalen Tag zu behandeln, aber alle paar Minuten werde ich aufs Neue erinnert. An jeder Ecke hängt freudlose Weihnachtsdeko, die aussieht, als ob sie jedes Jahr aus der gleichen Kiste entnommen wird (und die schon existiert, seit dieses aufregende neue Fest von

Bethlehem seinen Siegeszug angetreten hat). Mein Handy vibriert wegen eingehender lustiger Weihnachts-Textnachrichten, als trüge ich einen defekten Dildo in der Hosentasche spazieren.

Der Weihnachtsmann mag nach seiner langen Nacht die Füße hochlegen, aber sein Kumpel, der Sensenmann, hat niemals frei. Und so sitze ich in einem Nebenraum bei einer verzweifelten Familie und führe »Das Gespräch« über die Mutter/Oma. Sie kennen die Pointe der Geschichte bereits, bevor ich überhaupt ansetzen kann – kein Arzt wird die ganze Familie zusammentrommeln, damit sie sich kurzfristig am Weihnachtstag auf unbequemen Stühlen einfindet, und ihr verkünden, dass sie fünfzig Riesen mit einem Rubbellos gewonnen hat.

Die Großmutter ist den Milliarden E.-coli-Bakterien in ihrem Blutkreislauf unterlegen, und es gibt jetzt nur noch einen Weg, wie das hier zu Ende geht. Ihre Familie hingegen hindert es nicht daran, mich um eine letzte dramatische Wendung zu ersuchen.

»Es muss doch noch etwas geben, was Sie versuchen könnten«, bittet ein verzweifelter Sohn. Nun ja, ehrlich gesagt: Wenn es so wäre, hätte ich es bereits versucht, um solche Diskussionen zu vermeiden, oder? Schlechte Nachrichten sind nie leicht zu verdauen, aber auch nicht einfach zu überbringen. Gezeichnete Gesichter mit traurigen zusammengekniffenen Mündern; die Augen wirken bereits stumpf und resigniert; die Hände zusammengepresst, mit hervortretenden Fingerknöcheln. Einige werden schluchzen, andere werden weinen, wieder andere werden nur apathisch in den Abgrund starren, den ich ihnen eröffnet habe. Hier folgt noch einer.

Mit so viel Ruhe und Professionalität, die ich aufbringen kann, erkläre ich, dass das Organversagen eingesetzt hat und ihr Zustand sich schnell verschlechtert, obwohl sie trotz der Zugänge und Antibiotika, die wir ihr verabreicht haben, immer eine Kämpferin war. Da ihre Augen immer größer werden, teile ich ihnen mit, dass wir die Ärzte von der Intensivstation bereits gebeten haben, ihren Zustand zu überprüfen; sie stimmen zu, dass eine aggressive Behandlungsmethode nicht angebracht wäre, wenn letztendlich keine Aussicht auf Heilung bestünde.

In der Hoffnung, Einfühlungsvermögen durch meine Körpersprache zu vermitteln, lehne ich mich vor und sage, dass sie es möglichst komfortabel haben solle und ihre Würde gewahrt bliebe, mehr könnten wir aber nicht mehr tun. Dabei drücke ich versehentlich auf meine Krawatte.

Es ist eine Krawatte, die zur Jahreszeit passt – ein tiefblauer Nachthimmel mit dem lieben alten Weihnachtsmann auf seinem Schlitten, der ungefähr beim Krawattenknoten situiert ist. Wenn wir die Krawatte hinuntergehen, kommen wir zu Prancer und Dancer und dem Rest der Rentiertruppe, stolz angeführt von Rudolph. Entscheidend aber und ebenso katastrophal ist Rudolphs rote Nase, denn darunter befindet sich ein Knopf, auf dem nun mein Ellbogen lastet. Mit Betätigen des Knopfes wird ein winziger Lautsprecher aktiviert, der eine hektische Version von *Jingle Bells* wiedergibt.

Ich werde rot wie eine Tomate, entschuldige mich und schlage mir auf den Bauch, womit es mir lediglich gelingt, die verdammte Melodie aufs Neue zu starten. Nach einem halben Dutzend gescheiterter Versuche (die sich wie 15 Jahre anfühlen), die Krawatte zum Schweigen zu bringen, stürze ich aus dem Zimmer und schleudere die Krawatte ins Schwesternzimmer.

Als ich zurück in den Raum gehe und mir Superlative ausmale, mit denen ich meine Entschuldigung ergänzen möchte, wird eine der Töchter von einem unkontrollierbaren Lachkrampf geschüttelt, sogar alle anderen lächeln. Vielleicht gibt es doch einen einfacheren Weg, schlechte Nachrichten zu überbringen.

Es ist 17 Uhr, bevor ich endlich mein Weihnachtsmahl einnehmen kann (gestohlener Toast aus der Stationsküche, serviert mit billigen Süßigkeiten von *Quality Streets*). Gleichzeitig trifft mich die Erkenntnis, dass ich mich nicht einmal auf mein Zuhause freue – auf mich wartet nur eine leere Wohnung. H* hat selbst familiäre Angelegenheiten zu klären, und meine eigenen Nächsten und Liebsten leben entweder weiter weg, als mir lieb ist, oder näher, als mir lieb ist. Wie auch immer, die Chancen, dass ich tatsächlich um 20 Uhr hier rauskomme, sind kleiner als der Hodensack eines Salamanders, sodass ich wenigstens nur 90 Minuten am echten Weihnachtstag allein zu Hause herumhocke.

Duncan, einer der anderen Juniorärzte, kommt in die Küche und schwingt einen trostlosen Cracker, den er gefunden hat. Wir kämpfen zum Spaß darum und rollen dann mit den Augen über unseren selbst nach homöopathischen Maßstäben schwachen Witz. Er geht mit seinem Papierhut zurück auf die Station, und ich stehe an der Mikrowelle und wickle einen Wunderfisch aus der Ver-

---

* H war zu dieser Zeit mein Partner (»zu dieser Zeit« – yeah, sorry für den Spoileralarm, falls du mein erstes Buch nicht gelesen hast).

packung, der die Zukunft vorhersagen kann. In meiner Handfläche erhebt er den Kopf, und ich konsultiere die Legende auf der Verpackung zur Erklärung: Ein beweglicher Kopf bedeutet Eifersucht.

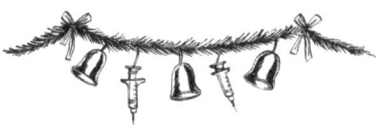

Sonntag, 26. Dezember 2004

Volle Punktzahl für den Anästhesisten, der auf seinem Namensschildchen stehen hat: »Er beobachtet dich, wenn du schläfst, er weiß, wann du wach bist.«

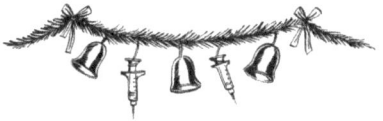

Montag, 27. Dezember 2004

Ein Großteil der Belohnung für diesen Job äußert sich in Form eines warmen Glühens. Man sieht zwar nicht weniger erschöpft aus, die Miete lässt sich damit auch nicht bezahlen, und es ist viel weniger wert als das gesellschaftliche Leben, gegen das du es eingetauscht hast, aber diese tröstende Aura der Güte erhellt selbst dunkelste Ecken und hilft dir, die ganze Scheiße zu überstehen.

Diese Macht wirkt am stärksten, wenn man an Weihnachten arbeitet. Dieses Jahr habe ich den ersten sowie zweiten Weihnachtsfeiertag sowie heute dem NHS geopfert, auf dass mein Glanz selbst noch vom Sternbild des Hundes aus gesehen und gespürt werden kann. Aber der Glanz steht kurz davor, durch die Handlungen eines im wortwörtlichen Sinne Heiligen verdunkelt und gelöscht zu werden.

Ich werde um 14 Uhr von der Telefonzentrale angepiepst, Kate warte dort auf mich, sie gehört zu den Assistenzärzten. Ich schlurfe nach unten – *Ich bin hier oben beschäftigt... was will sie von mir... sie arbeitet heute nicht einmal.*

Als ich dort ankomme, lächelt sie voller Wärme, wie Prinzessin Diana in einem Waisenhaus. Sie streckt ihre Hand aus und fragt mich nach meinem Pager. »Mein Mann ist mit den Kindern im Park – warum nimmst du dir nicht für ein paar Stunden eine Auszeit?« Mein Gehirn kann dieses Ausmaß an unerwarteter und extremer Selbstlosigkeit nicht verarbeiten. Ich verstehe zuerst gar nicht, ob sie mich bittet, auf die Kinder aufzupassen oder ihren Mann zu begleiten. Aber als irgendwann der Groschen fällt und ich endlich kapiere, dass mir gerade angeboten wird blauzumachen, schaffe ich es wenigstens, als Dankeschön einige Laute hervorzustottern. Ich überreiche ihr ganz langsam den Pager, als wäre er eine Granate, nur für den Fall, dass sie sich einen Spaß mit mir erlaubt. Aber nein, und schon entschwindet sie damit auf Station.

Ich wandere die Hauptstraße hinunter und bin irgendwie verwirrt, als hätte man mir am Telefon mitgeteilt, dass ich jetzt der König wäre oder dass man ein Amulett gefunden habe, mit dem ich fliegen könne.

Ich hole mir einen Kaffee und schlendere rüber zum Kino, wo ich die Auswahl habe zwischen einem Actionfilm, den ich gerne sehen würde, aber die erste Hälfte bereits verpasst habe, einem Blockbuster für die ganze Familie, auf den ich nicht so große Lust habe, oder etwas Künstlerischem und Französischem – da möchte ich lieber meine Augen in kochende Gülle tauchen, als mir das anzusehen. Ich wähle die für mich am wenigsten schlechteste Option und gebe mir einhundertzwanzig Minuten Pixar.

Der Film ist eigentlich viel besser, als ich dachte, und mich überkommt sogar ein wonniges Schuldgefühl – etwas, das ich nur in der Dunkelheit genießen kann, entweder allein oder in Begleitung von Leuten, die mich seit zwei Jahrzehnten kennen und über die ich viel Material besitze, um sie zu erpressen –, als ich mir einen Becher süßen Popcorns gönne, dem Skittles beigemengt sind. Alles für nur wenig mehr als den Preis für eine Woche Urlaub in Santorin!

Vollgepumpt mit wichtigen E-Geschmacksverstärkervitaminen und einem freundlich gesinnten Geist gehe ich zum Krankenhaus zurück.

»Hast du was Schönes gemacht?«, fragt Kate.

»Ja, tatsächlich«, beame ich mich zurück in die Realität. »Ich war bei den *Unglaublichen*.«

»Oh, das ist so süß, dass du sie so nennst! Wohnen sie hier in der Nähe?«

Habe ich im Kino den falschen Ausgang genommen und bin in ein Paralleluniversum eingetaucht?

»Das ist so süß?«, frage ich zurück.

»Ja, dass du deine Eltern *Die Unglaublichen* nennst!«

Ich lächle wie der wunderbare, wohlwollende Sohn, der

ich nicht bin, und lasse sie in ihrem Glauben, dass sie eine nette Sache für eine ebenso nette Person getan hat – nicht für einen Bastard, der nicht einmal im Entferntesten in Erwähnung gezogen hat, seine Familie zu besuchen, sondern stattdessen einfach ins Kino gegangen ist und sich ihrem Schoß mit Lebensmittelergänzungszusätzen entzogen hat.

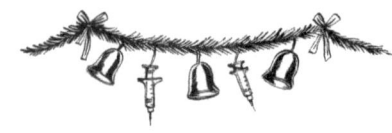

Mittwoch, 29. Dezember 2004

»Hilf mir«, sage ich zu dem Patienten. Ich bin langsam müde von unserem Anstarr-Wettbewerb. »Hast du überhaupt eine Ahnung, was es verursacht haben könnte?«

Der Zwanzigjährige bleibt stumm, zuckt nur mit den Schultern und pustet sich die Haare aus den Augen, während ich seinen Penis untersuche, dessen Haut ziemlich durchscheinend ist: eine Nachbildung in der Größe eines Canapés, die jenen Beuteln mit Gekröse ähnelt, wie man sie früher in Supermarkt-Hähnchen vorgefunden hat.

Ich möchte ihn nicht beschuldigen, seinen Penis jeden Abend in ein Behältnis mit Säure zu tauchen, aber danach sieht es für mich aus. Was auch immer er getan hat, er hat es irgendwie geschafft, dass seine Vorhaut ziemlich ramponiert und nur noch ein wässriger, durchsichtiger Abklatsch ist. Wenn ich das nächste Mal in einem vietnamesischen Restaurant bin, werde ich sicherlich keine Frühlingsrollen bestellen.

Zwanzig Minuten später haben wir alle etwas gelernt. Ich habe gelernt, welche Art von Person auf Penisvergrößerungsanzeigen im Internet reagiert und tatsächlich Geld für magische Schwanzvergrößerungscremes ausgibt. Er hat gelernt, dass die Creme, auf die er all seine Hoffnungen gesetzt hat, mit ziemlicher Sicherheit ein starkes Steroid enthält, und dass Steroide die Haut dünner machen. Und – vielleicht abgesehen von dem Fall, dass das erbärmliche Ding ursprünglich die Größe einer Reißzwecke hatte – ist leider der gewünschte Effekt ausgeblieben.

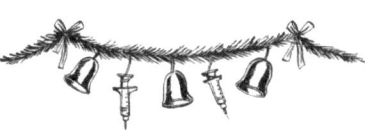

Donnerstag, 30. Dezember 2004

Der Patient VY ist 82 Jahre alt und wurde letzte Woche mit einer strangulierten Hernie* aufgenommen, die eine Notoperation erforderte. Angesichts seines Aufzuges – er sitzt wie Mr Banks aus Mary Poppins in einem dreiteiligen Anzug mit Krawatte und Taschentuch auf seinem Stuhl – vermute ich, dass er unbedingt nach Hause will. Fehlt nur noch die Taschenuhr. Ich sage im Scherz, wie schön es ist,

---

* Man spricht von einem Leistenbruch, wenn ein Teil des Darms (normalerweise) durch eine Schwachstelle in Muskel- oder anderen Gewebearten perforiert. Ein strangulierter Leistenbruch ist ein Notfall, der eintritt, wenn die Blutversorgung des Darms unterbrochen wird, was im Allgemeinen Erbrechen und die Art von Schmerzen verursacht, die man erwarten würde, wenn du deinen Darm in einen Schraubstock spannst.

dass er sich für meine Runde auf der Station solch eine Mühe gemacht hat.

»Siehst du?«, erzählt er seiner Tochter, die neben ihm sitzt. Sie verdreht die Augen und erklärt, dass der Krankenwagen fünf Minuten warten musste, während ihr Vater sich in Schale geworfen hat, trotz der in Tränen resultierenden Schmerzen, in denen er sich gewunden haben muss. »Noch lang kein Grund, nachlässig gekleidet zu sein«, sagt er mir.

»Und dann«, fügt sie hinzu, »wollte er sich nicht ins Krankenhaus bringen lassen, bis er sich die Zähne geputzt hatte!«

»Falls ich Mund-zu-Mund-Beatmung gebraucht hätte«, fügt er an.

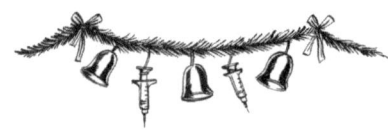

Freitag, 31. Dezember 2004

Ich kann es riechen, bevor ich auf der Station ankomme, das unverwechselbare Schleimgesülze und die Unterwürfigkeit. Einer unserer geliebten Gesundheitsminister wird heute zu Besuch sein.*

---

* Ich arbeitete als Arzt unter diversen Labour-Regierungen, bevor Politiker des anderen Lagers anfingen, Gesundheitsbudgets zu stutzen, als handele es sich um wuchernden Blauregen – ganz im Sinne von »Du weißt gar nicht, was du an etwas hast, bis es erst weg ist« (das Joni Mitchell dazu

Diese Cartoon-Bösewichte bereisen das Land der Länge nach und denken wahrscheinlich, dass es in ganz Großbritannien nach Allzweckreiniger riecht.

Kein Zweifel, er wird papagaienartig herunterleiern, was er sich womöglich zuvor auf dem Handrücken notiert hat. »Danke, dass Sie so hart arbeiten« wird sein Standardspruch wahrscheinlich lauten – obwohl vermutlich jeder Job harter Arbeit gleichkommt, wenn deine Aufgabe nur 150 Arbeitstage im Jahr umfasst, bei dem du auch noch gemütlich auf lederbezogenen Bänken schlummern und vom Steuerzahler subventioniertes Filet Wellington genießen kannst.

Und würde der Minister nicht von einer Phalanx aus Presse und Fotografen begleitet, wäre er dann überhaupt hier? Ich beschwöre das sorgfältig gerahmte Foto in den morgigen Gazetten herauf: Der Minister, der ein Interesse vorgibt und dabei seine kahle Stelle am Hinterkopf aus dem Fokus der Kameras wegdreht, während er mit einer Krankenschwester Höflichkeiten austauscht. Die Krankenschwester wird es irgendwie schaffen, ihrem natürlichen Drang zu widerstehen, ihm ein Skalpell in den Nacken zu rammen, und ihn anlächeln. Etwas Lametta wird kunstvoll an der Wand arrangiert sein, um uns daran zu er-

---

verleiten würde, den Song *Big Yellow Taxi* umzuschreiben). Schon als Kind habe ich jedes Mal, wenn der Teufelskreis der Kabinettsumbildung sich aufs Neue gedreht und uns einen neuen Gesundheitsminister beschert hat, meinen Vater – einen Hausarzt – gefragt, wie sich der neue Chef machen würde. Seine Antwort lautete stets: »Er wird schlimmer als der letzte sein.« Seine Ansicht hat sich im Allgemeinen als richtig erwiesen. Ich persönlich denke bei Gesundheitsministern an Lehrer in dem Fach »Verteidigung gegen die dunklen Künste« aus den Harry-Potter-Büchern. Sie werden sich offensichtlich als die Bösen erweisen, aber du musst dich ein wenig gedulden, um darüber hinaus herauszufinden, wie böse genau.

innern, dass nicht nur das Personal im Gesundheitswesen, sondern auch – und viel wichtiger – die Politiker während der Feiertage hart arbeiten.

Ich vermute, dass ich nicht zu den Auserwählten gehören werde, die die tote, feuchte Hand von einem der Chef-Wiesel der Regierung schütteln (würde sie am Handgelenk abbrechen?), aber ich mache mir immer noch Sorgen um meine Pflicht, die Privatsphäre der Patienten wahren zu können. Es wäre unverzeihlich, wenn irgendwelche Details fotografiert und veröffentlicht würden, von denen sich Rückschlüsse auf vertrauliche Informationen ziehen ließen. Also gehe ich zum Whiteboard der Station, auf dem die Initialen aller Patienten vermerkt sind; aber wer kann schon sagen, ob das Chiffre ausreicht, um ihre Anonymität angemessen zu schützen? Immer diensteifrig, übertreibe ich es mit den Vorsichtsmaßnahmen und erhöhe nochmals ihre Tarnung, indem ich die Initialen der ersten acht Patienten durch völlig willkürlich gewählte Buchstaben ersetze, die mir gerade in den Sinn kommen.

F.U.

C.K.

Y.O.

U.T.

O.N.

Y.B.

L.A.

I.R.

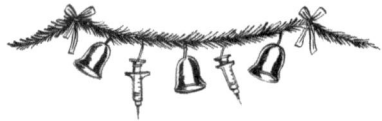

Dienstag, 4. Januar 2005

Ich nehme an, es ist wichtig ein Hobby zu haben, eine Möglichkeit, im Gehirn einen anderen Gang einzulegen und den Stress von sich abzuschütteln, der deine Neuronen nach einem harten Arbeitstag blockiert hat. Ich habe das Schreiben und Klavierspielen, was sowieso schon alles ist – wenn es nicht schon ausreichen würde –, wofür ich überhaupt noch Zeit erübrigen kann. Für andere Menschen ist das vielleicht Joggen, Makramee, Track-Days oder Angeln. Und für Patient AM – ein Hip-Hop-Künstler in den Zwanzigern – ist es ein Besuch bei Prostituierten, denen er ein Bündel Geld als Gegenleistung dafür überreicht, dass sie Nadeln durch seinen Penis stecken. Akupunktur ganz im Gedenken an den Marquis de Sade.

Aber du weißt, wie es über Weihnachten ist – jeder hat irgendwie Urlaub, nun müssen die Aushilfen ran. Du gehst zum Coiffeur, dein üblicher Friseur ist nicht da, und damit ist deine Frisur nicht so ganz, wie sie sein sollte. Der Postbote an Weihnachten weiß nicht, dass er die Pakete hinter dem Mülleimer abstellen soll, falls du nicht zu Hause bist – also landen sie in einer gottverlassenen Paketstation, die fünfzig Kilometer entfernt ist. Und die Ersatz-Hure benutzt Nadeln mit einem anderen Durchmesser, wenn sie sie durch deinen Schwanz treibt, was die Überweisung des Patienten AM von der Notaufnahme an die Urologie mit »Schwierigkeiten beim Wasserlassen« erklärt. Dabei geht es nicht im gewöhnlichen Sinne um Schmerzen oder Probleme beim Urinieren, sondern um die Kontrolle darüber – nach den Worten des »Ferirrten

MC« hat er einen »Schwanz wie ein Sieb«. Ich lege ihm einen (Advents-)Katheter, nehme ihn stationär auf und widerstehe der Versuchung, etwa dreißig Personen zu texten.*

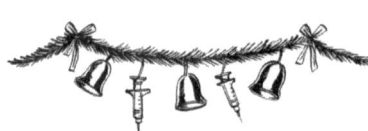

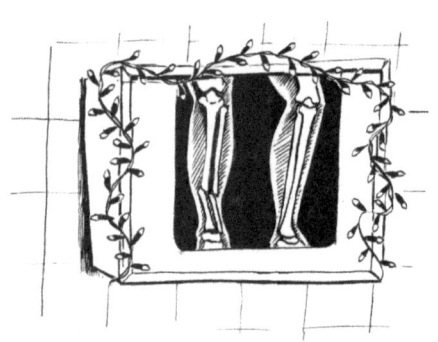

Zweites Weihnachten

Der Weihnachtsmann bringt Geschenke
zu den Liebsten,

und ich hole Baby um Baby in endlosen Diensten.

Freitag, 16. Dezember 2005

Ich habe Dienst in der Pränatalklinik und führe gerade eine Sonicaid-Sonde über den Bauch einer Schwangeren, während ich auf das vertraute *Swoosh, Swoosh, Swoosh, Swoosh* des Babyherzschlags lausche. Nichts. Verdammte Batterie. Ich drücke den Ein- und Ausschalter noch ein paar Mal, dann entschuldige ich mich bei der Patientin.

»Tut mir leid, ist wohl tot.«

Als das Gesicht der Mutter zusammenfällt wie eine Hüpfburg, dessen Generator ausfällt, schiebe ich eilig hinterher: »Die Batterie! Die Batterie!«

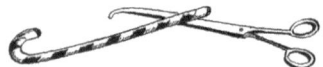

Dienstag, 20. Dezember 2005

Weihnachtskarte von Herrn Polinksi, einem der Chefärzte:

Ich wünsche Ihnen und Ihren Angehörigen
ein frohes und gesundes Weihnachtsfest
und alles Gute für 2006.

Der Text ist diktiert, aber nicht unterschrieben, um Verzögerungen zu vermeiden.

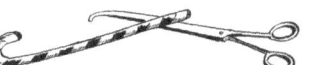

Mittwoch, 21. Dezember 2005

Alles begann mit Lametta, das in Form einer EKG-Linie an der Stationswand der Gynäkologie mit Blu-Tack angeklebt wurde.* Dann wurde der Weihnachtsbaum mit einem Bündel aufgeblasener Einweghandschuhe und Ring-Pessaren – sie sollten die Christbaumkugeln darstellen – geschmückt. Die Gynäkologieschwestern haben ein paar Spekula mit Kulleraugen und roten Pappnasen drapiert, um sie in die wohl abstoßendsten Rentiere der Welt zu ver-

---

* Ich weiß nie genau, wo ich die Grenze ziehen soll, wenn es darum geht, die fachspezifische Terminologie zu erklären. Für *mich* ergeben alle Begriffe einen Sinn – ob Hämoptyse (blutiger Auswurf beim Husten) oder Krankenhaus (das weitläufige, verfallene Gebäude, in dem Blut gehustet wird). Jedenfalls ist ein EKG – oder Elektrokardiogramm – der verschnörkelte Graph, der die elektrische Aktivität deines Herzens wiedergibt und auf Titeln von Arztschmonzetten sehr beliebt ist. Das EKG wird ermittelt, indem man Elektroden auf Brust, Arme und Beine klebt, und damit bei Männern überhaupt die elektrische Reizweiterleitung gemessen werden kann, muss oftmals zunächst die Brustbehaarung rasiert werden. Ich habe einmal einen Medizinstudenten gebeten, einen Patienten zu rasieren, bevor wir ein EKG machen. Keinen blassen Schimmer, was der arme Patient gedacht haben muss, als der Student ins Zimmer kam und seinen Dreitagebart sowie seine Koteletten stutzte.

wandeln – du willst nicht, dass diese Jungs deinen Schlitten *irgendwohin* ziehen.

Heute Abend habe ich mithilfe einer der Assistentinnen aus dem Gesundheitsbereich einen schönen Kranz gemacht. Wir nahmen eine Handvoll abgelaufener Kondome, entrollten sie und haben sie dann zu einem Kranz »geflochten«, bevor wir ihn an der Tür zur Station festklebten. Leider hielt er nicht einmal einen Dienst dort, irgendein Pikierter entfernte ihn.

Glücklicherweise hat man noch nicht die Fee entdeckt, die auf dem Weihnachtsbaum sitzt und unter deren Tutu eine Nabelschnur aus Wundnähmaterial bedrohlich hin und her baumelt.

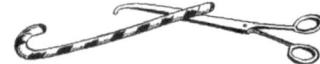

Samstag, 24. Dezember 2005

Halluziniere ich etwa aufgrund mangelnder Nahrungsaufnahme oder mangelnder Ruhepausen, aber nein, jeder scheint die Blaskapelle zu hören, die *Oh Bethlehem du kleine Stadt* spielt. Für den Einsatz gibt es die Note 1, aber für die Qualität der Darbietung fällt mir nur ein: JESUS CHRISTUS, NEIN, BITTE AUFHÖREN! Als ich mit meiner Näharbeit fertig bin und ein Perineum – den Damm – wieder auf Werkseinstellung gebracht habe, will ich das Ganze mal genauer untersuchen, marschiere zum Geländer im zweiten Stock und lehne mich darüber, um die

Quelle dieses höllischen Katzengejaules auszumachen. Im Foyer stehen etwa sechs oder sieben Schulkinder mit Instrumenten und ein Chor von etwa 30 weiteren, die einen Halbkreis um das »Orchester« gebildet haben.

Während sie sich hupend und heulend durch die Klassiker kämpfen und mit jeder neuen Liedzeile an Selbstvertrauen verlieren, spüre ich unerklärlicherweise … Was ist das für ein Gefühl? Nicht gerade Genuss, aber … Okay, zugegeben, ich genieße es. Als würde diese Kakofonie auf magische Weise irgendwie glückliche Erinnerungen an vergangene Weihnachten wachrufen und mein limbisches System umarmen.

Diese Kinder in ihren schicken Uniformen zu sehen, wie sie ihren Heiligabend opfern (auch wenn ich mir sicher bin, dass sie lieber ihre Geschenke schütteln möchten, um zu erkunden, was unter der Verpackung steckt, oder die Grundlagen der Bandenkriminalität erlernen würden) – nun, es ist wie das Ende eines Films von Richard Curtis.

Mein Pager ertönt, und es widerstrebt mir seltsamerweise, zurück auf die Geburtsstation zu gehen. Ein Mann geht an mir vorbei, lehnt sich über das Geländer und sagt zu seiner Partnerin: »Gute Werbung für Empfängnisverhütung.« Ich bin im Begriff, ihm etwas Missbilligendes zuzuzischen, als eine gestrige Patientin sich an ihn wendet, auf mich zeigt und meint: »Der da sollte dir lieber den Arsch aufreißen.«

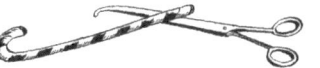

Sonntag, 25. Dezember 2005

Es ist mein erstes Weihnachten auf der Geburtsstation. Ich habe versucht, mich selbst (und H, mit begrenzterem Erfolg) davon zu überzeugen, dass zwei darauffolgende Jahre in der weihnachtlichen Tretmühle bedeuten, dass ich im nächsten Jahr am großen Tag mit an Sicherheit grenzender Wahrscheinlichkeit freihabe.

Glücklicherweise geht es fröhlich auf der Entbindungsstation zu, und es wird eine anständige Anzahl dem Fest zu Ehre gereichender Namen vergeben. Wir heißen das Baby Holly und das Baby Caspar willkommen, auch wenn ich voll und ganz gestehen muss, dass die sechzigjährige Hebamme Lesley mir erklären musste, warum Caspar überhaupt weihnachtlich war. Ich nahm einfach an, dass es einer dieser Vornamen war, die normale Menschen ihren Hunden geben oder Angehörige der Oberschicht Sohn Nummer acht titulieren. Aber es stellte sich heraus, dass ich im Religionsunterricht wohl zu oft weggenickt bin und die Namen der drei Weisen aus dem Morgenland bis heute an mir vorbeigegangen waren. Zumindest heißt das Kind nicht Balthasar, womit seine Karrieremöglichkeiten auf Society-Fotograf oder Disney-Bösewicht beschränkt wären.

Mit Caspars Niederkunft beginnt unter den Hebammen eine lange Diskussion über weitere weihnachtliche Vornamen – von Robin über Grace bis Gabriel, bevor die an die Reihe kommen, die aus der Mode sind –, den Carolas und den Glorias. »Noël war früher immer sehr beliebt«, bemerkt Lesley wehmütig. »Aber all die Edmonds scheinen den Vornamen gefickt zu haben.«

Mein Pager unterbricht uns. Patientin BK ist in der dreißigsten Woche schwanger und blutet aus ihrem linken Ohrläppchen. Um genauer zu sein, das Blut strömt kaskadenartig aus ihrem linken Ohrläppchen. Die Geschirrtücher, die sie mitgebracht hat, sowie ihre Kleidung und mein Krankenhauskittel müssen wohl mit einem Liter getränkt sein. Ich weiß nicht, was hier gerade abgeht, aber ich weiß zumindest, dass Blutvolumen endlich ist.

Ich rufe Stan an, einen der Assistenzärzte. Wenn »Zuallererst keinen Schaden anrichten« an erster Stelle der Liste der medizinischen Gebote steht, dann folgt »Nicht übertreiben« nicht weit darunter.* Er vermutet, dass ich einen auf Drama-Queen mache und meine Patientin lediglich eine kleine Wunde an ihrem Ohr hat. »Das ist kein *Liter* – selbst wenn nur wenig Blut austritt, braucht es sehr lange.« Ich flehe ihn an, schnell zu kommen, schicke etwas Blut ins Labor zur Kreuzprobe, bestelle vier Beutel Universalspenderblut und presse ihr einige große Tupfer sehr fest ans Ohr.

Stan ist ein paar Minuten später da. »Wow, ja, das ist definitiv ein Liter.« Und es werden immer mehr. Er stellt die gleichen Fragen wie ich: »Ist das schon mal passiert?« »Haben Sie irgendwelche Blutgerinnungsstörungen?« »Haben Sie sich am Ohr verletzt?« Nein, nein und nochmals nein. Er führt eine kurze, aber rätselhafte Untersuchung

---

* Ich war überrascht, als ich schon sehr früh in meiner Karriere die Entdeckung machte, dass es den Patienten egal ist, wenn man mit einer Geste signalisiert, dass man einen erfahreneren Kollegen hinzuziehen wird. Tatsächlich fühlen sie sich wohl geschmeichelt – jemand Kompetenteres kümmert sich um sie. Es ist ein unerwartetes Upgrade beim Check-in, Eigelb gleich doppelt.

durch, obwohl es außer dem Blutstrahl nicht viel zu untersuchen gibt. Dann entscheidet er sich auch für den »Zeit, einen Kollegen zu fragen«-Anruf. Mr Hess, Chefarzt der Geburtsstation, rät ihm, der Patientin Steroide zu verabreichen, um die Lungenfunktion des Babys zu unterstützen, falls die Geburt vorzeitig eingeleitet werden muss; und er soll die HNO konsultieren.

Ein Assistenzarzt der Allgemeinchirurgie antwortet auf den Pager, weil die komplette HNO heute nur Bereitschaftsdienst von zu Hause hat.*

Er schaut sich die Patientin an, die verständlicherweise mittlerweile ziemlich verängstigt ist, und lässt die HNO-Assistenzärztin kommen. Die Situation ist zunehmend ernst – eine kleine Armee Fachärzte marschiert auf, aber von der Lösung des Problems keine Spur. Die Patientin wird auf einen Bereich der Geburtsstation verlegt, in dem die schweren Fälle behandelt werden können, und weitere vier Blutkonserven sind auf dem Weg. Die Assistenzärztin der HNO lässt sofort ihren Chefarzt einbestellen, und der Rest von uns fühlt sich gleich besser, weil wir allesamt die Lösung des Rätsels nicht kennen.

Der Chefarzt sagt der Patientin, er müsse sie sofort operieren, um die Blutung zu stoppen; er scheint eine Art Plan zu haben. Hess kommt dazu, im Prinzip werden es mit jeder Minute mehr Mediziner – Anästhesisten, interventionelle Radiologen, Hämatologen. Eine Matrjoschka an Ärzten.

---

* HNO wird im Englischen mit ENT abgekürzt – Ear, Nose and Throat – und steht dort scherzhaft für »Early Nights and Tennis«, also früh Feierabend und viel Tennis. Wenn du ruhige Weihnachtstage bevorzugst, ist HNO als Fachgebiet ideal. Siehe auch Dermaferien.

Aber auf der Geburtsstation hört der Andrang nie auf, und da ich nicht behaupten kann, viel zur Lösung des Problems beitragen zu können, klappere ich meine anderen neun Patientinnen ab, die sich mittlerweile angesammelt haben, während wir ein Spiel gespielt haben namens: »Was zum Teufel passiert gerade mit der Patientin, und ist es mein Fehler, wenn sie stirbt?« Dann muss ich in die Ambulanz für einige gynäkologische Notfälle, bevor ich bei einem Kaiserschnitt assistiere.

Als ich einmal kurz verschnaufen kann, höre ich, dass man Patientin BK aus dem OP gebracht hat, das Baby sitzt an Ort und Stelle, ihm geht es gut, und Blut fließt auch nicht mehr. Die Diagnose lautete auf AVM in ihrem Ohr.*

Nichts, worüber ich schon einmal gelesen habe, aber wie heißt das Bonmot so schön: »Der Körper hält sich nicht ans Lehrbuch.« Er hält sich auch nicht an Dienstpläne. Neben den Ärzten, Krankenschwestern, Hebammen und restlichem OP-Personal müssen sich 20 Leute um sie gekümmert haben, von denen viele vom gedeckten Weihnachtstisch ihrer Familien weggerissen wurden. Das Leben geht weiter, im negativen wie positiven Sinne, ob am Weihnachtstag, Silvester oder am *Albatross Appreciation Day*.

Ich stelle mit einem Schaudern fest, dass ich gar keine

---

* AVM steht für Arteriovenöse Malfunktion und ist eine seltene Fehlbildung von Arterien und Venen. Solche Gefäßanomalien treten am häufigsten im Gehirn auf, sind aber überall möglich und führen im Fall einer Ruptur zu starken Blutungen, und das kommt des Öfteren in der Schwangerschaft vor.

Zeit hatte, seit Beginn der Blutung mal auf mein Handy zu gucken. H hat mir mindestens ein Dutzend Nachrichten geschickt, und von Mal zu Mal nimmt die gute Laune ab bis hin zur letzten Mitteilung, die da lautet: »Schätze, du bist beschäftigt – werde dich nicht mehr stören.«

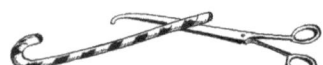

Samstag, 31. Dezember 2005

»Sag das noch mal?«, fragt Mitch.

»Sie hat einen extrem heftigen Pilz mit grünen und roten Flecken«, sage ich.

»Blut, oder wie?«

»Nein, es ist kein Blut, es ist … glänzend, wie abgeplatzter Zehennagellack.

»Sind es Reste von Fußnagellack?«

»Ich glaube nicht …«

Ich werde es noch mal mit der Patientin besprechen, doch Mitch hält mich zurück und hebt einen Finger, als wolle er ein Orchester dirigieren. Er will die Patientin eigenhändig untersuchen. Fünf Minuten später ist er zurück und sieht aus, als hätte er den Plot zu *Donnie Darko* ausgearbeitet.

»Du hast nicht die richtigen Fragen gestellt«, sagt er, und jede Silbe legt sich wie eine weitere Narrenkappe über mein Haupt. »In 99 Prozent der Fälle erhältst du die Antwort, wenn du eine gründliche Anamnese machst, bevor du überhaupt Hand an den Patienten anlegst, verstehst du?«

Ich weiß, dass ich ihm das Feuerwerk seiner aufgeblasenen kleinen Rede lassen muss, bevor ich unterbreche. Assistenzärzte tun so etwas gerne ab und an, damit wollen sie beweisen, dass sie es »noch draufhaben«, wie dein Onkel, der sich trotz der Blicke verängstigter Urlauber am Hotelpool in seine knallengen Speedos quetscht. Als er fertig ist, frage ich ihn, wie die richtige Frage hätte lauten müssen.

»Hast du kürzlich eine Zuckerstange als Dildo benutzt?«

Natürlich! Ich werde das zu meiner Liste an Fragen hinzufügen, mit denen ich zukünftig das Eis breche.

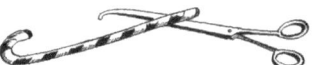

Sonntag, 1. Januar 2006

Über Aushänge wird angekündigt, dass das Krankenhaus 2006 eine neue Software zur Erstellung des Entlassungsbriefs* bekommt. Als wäre es der weltweit langweiligste Vorsatz für das neue Jahr – aber ich glaube nicht, dass sich einer von uns vorstellen konnte, wie groß die Umstellung nach Verklingen des letzten Gongs von Big Ben am 1. Januar sein würde.

---

* Ausnahmsweise einmal ein Begriff, der weniger abscheulich ist. Der Entlassungsbrief fasst den Krankheits- und Heilungsverlauf zusammen sowie die medikamentösen und weiteren Folgemaßnahmen.

Ungewöhnlicherweise wird dem Krankenhaus bei der Umstellung unter die Arme gegriffen, indem ein Haufen »IT-Helfer« durch die Gänge und Stationen wuselt, wie die örtlichen Halbfinalisten bei einem Wettbewerb »Schlankster des Jahres«. Der Typ, der der Gynäkologie zugeteilt wurde, gibt wenigstens zu, dass der Zeitpunkt zu wünschen übrig ließ. »Aber wenigstens kriegen wir dreifaches Gehalt«, flötet er, während er auf die Tasten am Computer hackt wie eine Laborratte gegen die Falltür für ein Leckerli. Dreifacher Stundenlohn? Das mag für *dich* gelten, aber für *uns* sicher nicht. Ich hoffe, er gibt seinen Mehrverdienst für *Airwaves* aus – sein Mundgeruch eilt ihm quasi voraus und kündigt sich selbst an.

Ich schätze, wir sollten dankbar sein, dass uns die neue Technologie aufgezwungen wird. Das alte System war der Stoff, aus dem Bob Cratchits Albträume sind: Für gewöhnlich schrieb ein Arzt auf dreifachem Kohlepapier sein Resümee bezüglich des Aufenthalts des Patienten. Das oberste Blatt war für die Akten, der obere Durchschlag für den Patienten, während der untere – mit dem schwächsten Abdruck, es sei denn, der Arzt hat all seine Wut in seinen Kugelschreiber kanalisiert – an den Hausarzt des Patienten geschickt wurde. Aber ab heute werden alle Informationen direkt im Computersystem erfasst … bevor eine Kopie ausgedruckt und – Herr, gib mir Kraft! – an den Hausarzt *gefaxt* wird.

Die Technologie ändert sich, aber Patienten sicherlich nicht. Auf meiner morgendlichen Visite treffe ich Patientin AW, für die das neue Jahr mit einem Knall begann, gefolgt von einem Wimmern.

Als sie sich im Schlafzimmer eines Verehrers wiederfand und eines vaginalen Schmierstoffs bedurfte, jedoch weder im Nachttisch noch im Badezimmerschrank Abhilfe fand, holte sie sich entsprechende Inspiration in der Küche und kehrte mit Erdnussbutter zurück. Obwohl sie besser daran getan hätte, sich weiter durch die Schränke zu wühlen, war Erdnussbutter nicht die schlimmste Wahl – es ist ein Brotaufstrich auf Ölbasis, und für etwas zusätzliches Pläsier hatte sie die Wahl zwischen cremig und knusprig. Nachteilig wirkt sich aus, dass Gleitmittel auf Ölbasis Kryptonit für Kondome sind, ganz zu schweigen von dem Potenzial für eine extreme Sauerei: Keine Reinigungskraft wird dir abkaufen, dass das braune Zeug auf dem Laken Erdnussbutter ist. Außerdem leiden einige Leute an einer Erdnussallergie. Zum Beispiel Patientin AW.

»Aber … waaaarum?«, frage ich und dehne das Wort länger aus, als Annie Lennox es je geschafft hätte.

»Wissen Sie, ich habe angenommen, das Problem ist am anderen Ende zu suchen«, erklärte sie. Ich male mir aus, dass sie im Moment zu aufgewühlt war, um es zu googeln, aber ihre Theorie erwies sich als falsch. Glücklicherweise entging sie dem schlimmsten Szenario, nämlich Atembeschwerden und schließlich, na ja, überhaupt nicht mehr zu atmen. Aber die Vagina und Vulva schwollen in einem Maße an, dass sie nicht mehr urinieren konnte. Meine Kollegen in der Nachtschicht (was sie automatisch zu den Gewinnern jedes »Wer hatte die schlimmste Konversation an Silvester?«-Wettbewerbs machte) hatten den Vaginalbereich gereinigt, ihr einen Katheter gelegt und Steroide als Antihistaminika verschrieben.

Heute Morgen hatte sich das Katastrophengebiet beruhigt, der Katheter wurde entfernt, sie pinkelte erfolgreich, also entließ ich sie nach Hause. Wir sind uns darüber einig, dass intravaginale Experimente mit Erdnussbutter in Zukunft ausbleiben.

Und so komme ich endlich dazu, das neue Computersystem auszuprobieren. Der IT-Helfer – er hatte ein Käse-, Zwiebel- und Fäkaliensandwich zum Mittagessen, wie es scheint – führt mich durch die Software.

Anscheinend muss ich die Diagnose aus einer Art Register vorprogrammierter, ultraspezifischer Einträge auswählen.

»Wie würden Sie die Diagnose der Patientin beschreiben, mit ein oder zwei Worten?«, fragt er.

Ich halte inne: »Vaginaphylaxie?«

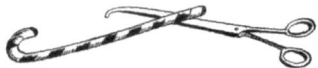

Mittwoch, 4. Januar 2006

Nach ein paar Monaten Warterei auf der Schreibtischstuhlkante ist die endgültige Entscheidung über die Nachtschicht im Oktober abgeschlossen, während die Uhren um eine Stunde zurückgestellt worden sind und mein Dienst folglich dreizehn Stunden dauerte.

»Schichten sind auf zwölf Stunden begrenzt«, bellt mich der Text der E-Mail an, »unabhängig von der Anzahl der tatsächlich geleisteten Arbeitsstunden.« Wer ist schon an die wissenschaftlichen Gesetze von Raum und Zeit gebunden, wenn man das Was-auch-immer-Handbuch hat, das dieser Bastard auf der Suche nach Antworten durchgeblättert hat? Ich bin mir ziemlich sicher, dass ich nur elf Stunden angerechnet bekäme, wenn ich in der Nacht arbeiten würde, in der die Uhren um eine Stunde vorgestellt werden.

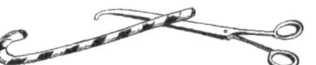

Donnerstag, 5. Januar 2006

»Ich will nicht sterben«, jammert Patientin JM klagend. Niemand von uns will natürlich sterben – das liegt in der menschlichen Natur –, aber ich war überrascht, es aus dem Mund einer Einundneunzigjährigen zu hören. Wir glauben immer, wer dieses Alter einmal erreicht hat, hat sein Leben gelebt. Aber wenn man in einem Krankenhausbett liegt, in dem alle Anzeichen darauf hindeuten, den Planeten auf der Einbahnstraße zu verlassen, spielt das Alter nicht wirklich eine Rolle. Wenn überhaupt, dann machen die zusätzlichen Jahrzehnte es wahrscheinlich umso schwerer, nun die letzten Seiten der eigenen Geschichte zu schreiben und sich mit dem Gedanken anzufreunden.

Ich entschied mich dafür, so zu tun, als hätte ich sie nicht gehört. Also fahre ich damit fort, den Tropf an ihrer Hand zu befestigen, als erfordere diese Tätigkeit derart viel Konzentration, dass ich taub für die Umgebung geworden wäre. Sie wartet, bis die Infusion läuft, und berührt mich dann an meiner Hand. Ihr Haut sitzt so locker, es fühlt sich fast nicht mehr menschlich an. »War's das?«, fragt sie, ihre Augen suchen meine, als ich leer zurückblicke. »Werde ich sterben?«

Sie weiß es. Ich habe es ihr stillschweigend bestätigt, indem ich beim ersten Mal nicht reagierte. Und sie *liegt* im Sterben – es wird nicht länger als einen Tag dauern. Je mehr Patienten ich behandle, desto sicherer werde ich mir – es sind nicht nur die harten Fakten, schwarz auf weiß, die messbaren Werte wie Atemfrequenz und großes Blutbild oder sogar die klinischen Anzeichen wie schwerfällige Atmung und fleckige Haut. Es ist eine Aura, wenn Ärzten ein solcher Begriff zugestanden wird, und die Arbeit in der Gynäkologischen Onkologie hat meine Sinne dafür geschärft.

Noch niemand hat mir zuvor so eine Frage gestellt, und ich habe keine Ahnung, wie ich damit umgehen soll. Jeder Tag ist aufs Neue eine Herausforderung, für die ich keinen Spickzettel habe – wie beispielsweise einen immer wiederkehrenden Albtraum, bei dem du betrunken und unvorbereitet zur Abschlussprüfung erscheinst.

Nach einer zu langen Pause lüge ich: »Nein, seien Sie nicht albern!« Nicht allein ein »Nein«, sondern auch noch »Nein, seien Sie nicht albern!« – ich negiere sie und locke sie mit meiner Antwort auf die mutigste Frage aller Fragen auf eine falsche Fährte. Sie blickt mich ohne einen Hauch von Erleichterung an und lächelt über meine Antwort nur schwach hinweg, dann lehnt sie langsam den Kopf zurück und starrt an die Zimmerdecke, als ob sie sich dort oben zwischen all den Sternen vorstellt. Sobald der Augen-

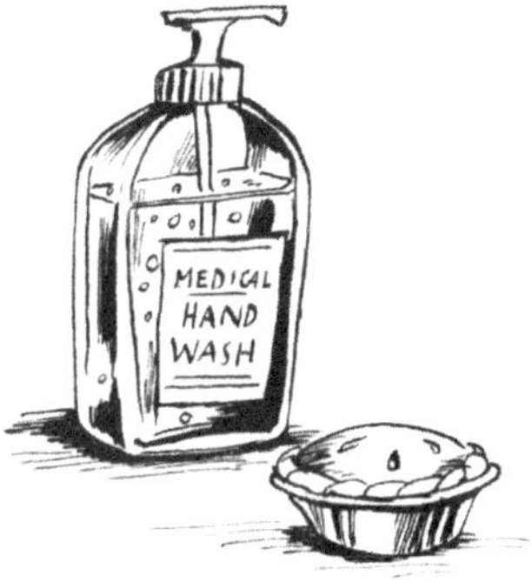
MEDICAL
HAND
WASH

kontakt unterbrochen ist, entschuldige ich mich und verschwinde.*

Ich weiß, dass ich mit Patienten nie wirklich über den Tod spreche – mit ihren Familien, meinen Kollegen sicher, aber nicht mit Patienten. Für den Rest der Nachtschicht bin ich geradezu besessen davon, mir zu überlegen, was ich hätte sagen sollen. Sie wollte nichts anderes, als dass jemand ehrlich zu ihr ist und bestätigt, was sie tief in ihrem Inneren bereits wusste. Mit 91 Jahren hat sie ein Recht darauf. Stattdessen hatte ich zu viel Angst, um die Wahrheit zu sagen, und ließ sie im Stich.

Wenn dieser Tag für mich kommt und wenn ich dann noch in der Lage bin, meinem Arzt diese Frage zu stellen, möchte ich, dass er ehrlich zu mir ist – und dann möchte ich, dass sie mir einen Zugang mit der größten Flasche Wodka legen, die sie tragen können.

Am Ende der Schicht schleppe ich mich zurück zu ihr auf die Station. Ich sage mir, dass ich nun offen und ehrlich mit ihr sein werde, und auf dem Weg dorthin halte ich mir selbst eine Motivationsrede. Du kannst das, sage ich mir, du schuldest es ihr. Aber ich hoffe halb, und das ist wirklich beschämend, dass ich es nicht mehr muss.

Ihr Bett ist leer. Es bleibt mir erspart.

---

* Die renommierte Palliativmedizinerin Kathryn Mannix widmet sich in *With the End in Mind* dem Thema, ein wunderschönes und kraftvolles Buch. Nicht nur die Mitarbeiter im Gesundheitssektor, sondern wir alle müssen ehrlich und furchtlos sein, wenn es darum geht, über den Tod zu sprechen.

Drittes Weihnachten

Rette mich, Rudolph! Rette mich, Komet!
Auf dass ich nicht weiter motze.

Kommt herbei, rettet mich jetzt, denn seht:
Ich bin über und über voll mit Kotze.

Montag, 20. November 2006

Der Dienstplan über Weihnachten wurde per E-Mail verschickt und – *Jingle Bells Juhu!* – ich habe das kürzere Streichholz gezogen.

Kollegen schenken mir den ganzen Tag wohlwollende Blicke. Donald, einer der anderen Juniorärzte, klopft mir auf den Rücken. »Harter Tobak, Kumpel.« Ich öffne den Mund und will ihm sagen, dass es schon in Ordnung sei, als er sofort nachsetzt: »Meine Mutter ... sie stirbt, und es ist das letzte Weihnachten, das wir noch einmal zusammen verbringen können.«

»Oh Gott, Don – es tut mir so leid, ich hatte keine Ahnung. Ich wollte dich gar nicht bitten, mit mir zu tausch ...«

»Nein, nein, nein, das ist das, was ich dir rate – schick ihnen das als Entschuldigung zurück.«

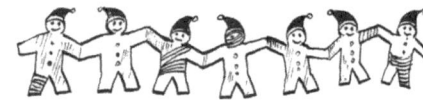

Dienstag, 19. Dezember 2006

Patientin FJ ist am Pressen, ich leiste Schwerstarbeit mit der Geburtszange, und das Radio leidet an Weihnachtsklassiker-Diarrhoe. Ich habe ein zweites Mal kräftig gezogen (begleitet von Johnny Mathis), das Baby ist fast draußen, und vor dem großen Finale holen wir alle noch mal Luft.

Die Patientin schreit plötzlich das Radio an.

»Nein, Johnny, genau das passiert *nicht*, wenn ein Kind geboren wird.«*

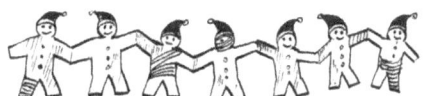

Freitag, 22. Dezember 2006

Wir sind dazu angehalten, einen Fünfer für wohltätige Zwecke zu spenden und heute weihnachtliche Kleidung zu tragen. Die meisten haben sich für aberwitzige Pullover-kreationen entschieden, sodass die Luft vor Acryl auf-geladen ist. Das Personal mutiert zu menschlichen Van-de-Graaff-Generatoren, wenn sich zwei Bedienstete im Abstand von einer Fußlänge begegnen. Ich habe meine melodiöse Rudolph-Krawatte hervorgekramt, mein einzi-ger Beitrag zur Weihnachtsgarderobe.

Wir beginnen mit der Visite auf der Gynäkologie. Ich hebe meine Hände ein paar Zentimeter vor meine Brust, um zu verhindern, dass irgendjemand oder irgendetwas gegen meine Krawatte schlägt und daraufhin gleich ein oder auch zwölf Mal Jingle Bells losplärrt. Auch wenn ich

---

* Anmerkung des Übersetzers: Hier referiert Kay auf Johnny Mathis' Weihnachtsklassiker *When A Child Is Born*, dessen Melodie in Deutsch-land unter dem Titel *Tränen lügen nicht* von Michael Holm bekannt ist.

einem verrückten Mediziner-Buddha gleiche, bin nicht ich es, der Aufmerksamkeit erregt.

»Es tut mir sehr leid, das zu fragen«, sagt Marv, einer der Assistenzärzte, zu Miss Balzak, einer Kollegin. »Diese Rentiere da – glaubst du, dass sie ein bisschen in äh … Erwachsenendinge vertieft sind?«

Miss Balzak blickt auf ihren Pullover hinunter: Knatschgrün mit weißen, kreuzweise aufgenähten Reihen von Schneeflockenreihen oben und unten, dazwischen drei Rentiere. Das mittlere Rentier besteigt sehr subtil, wenn auch unverkennbar das Rentier zur Rechten, während das kleinere Rentier zur Linken das mittlere mit der Zunge anal stimuliert, sprich: *Rimming* praktiziert. Nicht der übliche Look, den man von jemandem erwarten würde, der Miss Marple wie Sharon Stone aussehen lässt.

»Oh, um Himmels willen«, sagt Miss Balzak. »Die treiben es tatsächlich, nicht wahr?« Sie hatte es an einem Verkaufsstand in Camden Market gekauft, als sie Weihnachtsbesorgungen machte, weil sie dachte, es wäre lustig. Dabei ist ihr entgangen, dass Rudolphs rote Nase eher lust*voll* genießt.

»Sollen wir warten, während du dich umziehst?«, fragt Marv.

Miss Balzak ignoriert ihn. »Wer ist die nächste Patientin?«

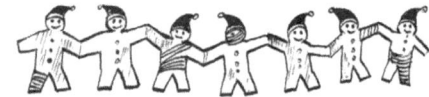

Samstag, 23. Dezember 2006

So scheiße, wie es sich über Weihnachten im Krankenhaus arbeitet, vergisst man leicht, wie viel schlimmer es für die Patienten sein muss. Also haben wir in den nächsten Tagen alle Hände voll damit zu tun, jeden zu entlassen, der sich halbwegs eigenständig im Rollstuhl oder auch irgendwie anders von der Station schleppen kann. Die Patienten werden »lazarusiert« und von weihnachtlich klingenden, intravenös verabreichten Antibiotika auf die orale Variante umgestellt, damit sie wieder in den Schoß ihrer sie liebenden Familien zurückkehren können. Der zusätzliche Bonus ist, dass sie mit dem Abdruck vom Krankenhausarmband am Handgelenk für alles eine Entschuldigung haben – sie können sich ungeniert zurücklehnen und Eierlikör einschenken lassen und weder beim Anschneiden des Truthahns noch beim Saubermachen noch beim Trösten des Kindes helfen, das statt einer Xbox einen Atlas geschenkt bekommen hat.

Patientin BC ist 72, und ihr postoperativer Zustand ist ausreichend, sodass sie entlassen werden kann. Was hab ich es genossen, von Bett zu Bett zu eilen und gute Nachrichten zu verbreiten, wie der Moderator einer Spielshow, der einem Teilnehmer erzählt, dass er einen Mini Metro oder einen Luxusurlaub für vier Personen in Torremolinos gewonnen hat. Aber als ich bei Patientin BC ankomme, erstrahlt ihr Gesicht nicht wie bei den anderen vor Freude – sie murmelt einfach »Okay« und schaut weg.

Ich hänge in der Luft.

»Hmm. Ihre Wunde sieht allerdings etwas entzündet aus«, biete ich an. Natürlich ist sie das nicht.

Sie blickt zu mir zurück. »Vielleicht sollten wir in den nächsten Tagen ein Auge darauf haben?«

Ihr ganzer Körper entspannt sich, es ähnelt jener Reaktion, die man normalerweise nur beobachten kann, wenn man einem Patienten mitteilt, dass das Ergebnis der Biopsie unauffällig ist. Ich wage nicht zu fragen, was sie daheim erwartet, dass sie Weihnachten lieber im Krankenhaus verbringt. Wenigstens können wir ihr ein Dach über dem Kopf, ein wenig Gesellschaft und NHS-Pastinaken anbieten. Es ist eine neue Wendung im klassischen Wir-kippen-Oma-ab-Spiel, aber ich habe so ein Gefühl, dass ich ihr unter allen meinen Patienten mit meiner Entscheidung den größten Dienst erwiesen habe.

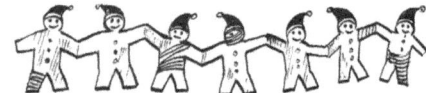

Sonntag, 24. Dezember 2006

»Augenscheindiagnose?«, fragt einer der Assistenzärzte aus der Pädiatrie, als er auf seinem Handy ein Foto im Ärztezimmer zeigt. Es ist ein Kind im Alter von etwa vier Jahren, im Gesicht ganz grün. Aber nicht ein blässliches, kränkliches Grün, sondern ein »Mit Uran im Sandkasten gespielt«-Grün. Vielleicht ist sein Vater der unglaubliche Hulk, und er hatte seinen ersten Wutanfall, der die typische Verwandlung zum grünen Monster auslöst.

Antwort: Er hatte die Ohrringe seiner Mutter zerlegt und sich eine LED in die Nase geschoben, ohne daran zu denken, wie viel besser sich ein rotes Licht für eine Weihnachtsanekdote geeignet hätte.

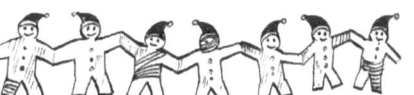

Montag, 25. Dezember 2006

Trotz aller Bemühungen lande ich einen Hattrick, denn zum dritten Mal in Folge heißt es: Patienten aufschneiden statt Geschenkpapier. Vorsichtige Versuche, mit Kollegen zu tauschen, wurden wie Schmeißfliegen abgewehrt. Ich bin mir nicht sicher, was ich erwartet habe. »Scheiß auf meinen Mann, meine engelsgleichen Kinder und Pläne, die seit Monaten in Stein gemeißelt sind – sicher, ich verbringe den Tag lieber knietief in Fruchtwasser.«

Alles in allem nahm H die schlechte Nachricht ziemlich gut auf, aber ich rechne immer noch halbwegs damit, dass jedes meiner Paar Schuhe mit Preiselbeersoße befüllt sein wird, wenn ich nach Hause komme.

Heitere Beziehungsneuigkeiten: Molly, eine der Hebammen, ist mit Petr zusammen, einem Pfleger aus der Notfallaufnahme. Es ist ein wenig so, als wenn man hört, dass sich zwei Prominente verliebt haben; nun versuchst du, sie dir vorzustellen – beim Nudelnkochen, Großeinkauf, Ficken, Streiten, rückwärts Einparken, *Corrie* schauen* … –

---

* Anmerkung des Übersetzers: Corrie ist der saloppe Ausdruck für die Erfolgsserie *Coronation Street*, die als Vorbild für die *Lindenstraße* diente.

bevor du frei nach *Gladiator* den Daumen nach oben oder unten wandern lässt.

Es geht anscheinend schon seit Monaten so, aber sie haben es nie publik gemacht. Wir haben es nur herausgefunden, weil sie beide heute arbeiten und Petr auf der Geburtsstation aufgetaucht ist, um Molly mit einem romantischen Weihnachtsessen für zwei zu überraschen: liebevoll zubereitet letzte Nacht, in Tupperware zum Krankenhaus transportiert und jetzt in der Mikrowelle erwärmt. Er hat sich sogar mit Sondra abgesprochen, der leitenden Hebamme. Sie verschaffte Molly eine Pause und verscheuchte den Rest von uns aus dem Pausenraum, damit sie etwas Zeit miteinander verbringen konnten. Sondra hatte sogar eine Tischdecke (na ja, blauer Stoff) aufgelegt, um für einen zusätzlichen Hauch Klasse zu sorgen.

Der Rest von uns geht ein paar Mal öfter den Flur auf und ab als unbedingt notwendig, damit wir einen Blick durch die Pausenraumtür werfen können. Auf den ersten Blick ist es kein Weihnachtsessen, das die Aufmerksamkeit des Guide Michelin in naher Zukunft auf sich ziehen wird – atomisierte Bratkartoffeln, getrockneter Truthahn und geronnene Soße, die in einer dreißigminütigen Mittagspause in einem Raum heruntergeschlungen werden, der wahrscheinlich verflucht werden sollte. Aber es ist die Geste, der süße Gedanke dahinter, wie man ihn aus romantischen Komödien kennt. Das Essen ist das Schönste, was ich die ganze Woche über zu Gesicht bekommen habe und mich *körperlich* eifersüchtig macht auf ein zusammen verbrachtes Weihnachten.

Mein Pager piept mich weg, damit ich nach Patientin

NW schaue, die in der 38. Woche auf die Geburtsstation eingewiesen worden ist, weil die Bewegungen des Kindes im Mutterleib reduziert sind.* Das CTG** ist ein bisschen grummelig, das Baby sitzt fest – es wird also ein Kaiserschnitt. »Verdammte Scheiße noch mal«, sagt sie.

Ich versichere ihr, dass mit ihr und ihrem Baby alles in Ordnung sei. »Oh, das ist es nicht«, stöhnt sie. »Mein anderer wurde auch am Weihnachtstag geboren. Jeder wird denken, dass ich das mit Absicht mache, um Geschenke zu sparen.«

Ich verlasse den Raum und bekomme noch mit, wie Petr und Molly sich zum Abschied küssen, bevor sie für weitere sieben Stunden abdüsen, um die Wehwehchen der großartigen britischen Öffentlichkeit zu lindern. Daumen hoch von mir, auch wenn ich mir nicht sicher bin, ob ich mir die beiden beim Sex vorstellen möchte.

Manchmal ist eine reduzierte fetale Aktivität ein Zeichen dafür, dass etwas nicht stimmt. Aber oftmals hat das Baby einfach entschieden, dass es in eine Art Starre verfällt – ein aufregender Vorausblick in sein zukünftiges

---

* Mütter wissen, wenn mit ihrem ungeborenen Kind etwas nicht stimmt: Sie sind nicht nur durch eine Nabelschnur mit ihm verbunden, sondern haben eine psychische Bindung, und jeder Geburtshelfer handelt fahrlässig, wenn er die Intuition einer Mutter ignoriert. Das steht natürlich im krassen Gegensatz zu dem verrückten Scheiß in fast jedem anderen medizinischen Bereich, der durch das hektische Googeln eines Patienten diagnostiziert wird. Die Chance ist etwa gleich null, dass das Rechercheergebnis mit der tatsächlichen Diagnose übereinstimmt.
** CTG – auch Wehenschreiber oder Kardiotokograph – zeichnet die Herzfrequenz des Babys und die Wehen der Mutter auf, wobei das Ergebnis fortwährend aus einem kleinen Drucker rattert, wie das Tickerband der Wall Street in den Fünfzigerjahren.

Dasein als Teenager. Aber sind bald wieder ganz agil, wenn die Mutter ein Glas kaltes Wasser trinkt. Es ist die maternal-fetale Version der *Icebucket-Challenge*, an die es sich gegebenenfalls in der Teenagerzeit zu erinnern lohnt ...

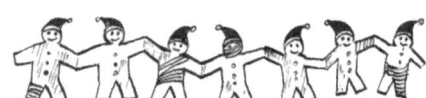

Mittwoch, 27. Dezember 2006

Der zehnjährige Sohn einer Patientin, die seit einer Stunde darauf wartet, dass sie drankommt, sitzt wortlos neben ihr, starrt auf seinen Laptopbildschirm und tippt die ganze Zeit darauf rum. Ein Weihnachtsgeschenk, nehme ich an. Alle ein oder zwei Sekunden ertönt ein irritierender Piepton. Ich sollte es beschlagnahmen und der Station spenden – es sieht ungefähr zwanzigmal neuer und fortschrittlicher aus als jeder Computer, den ich im Krankenhaus gesehen habe, vergleichbar etwa mit einem Hubble-Teleskop, das man einer 1,99 Pfund teuren, tartanfarbenen Spaßbrille aus dem Krimskramssortiment eines Whiskybrennerei-Geschenkartikelgeschäfts gegenüberstellt.

Piep. Piep. Piep. Wenigstens ist es kein Schlagzeug. Seine Mutter bemerkt, dass ich ihn anstarre, und lächelt mich an – in dem Irrglauben, dass ich ihren Sohn in irgendeiner Weise süß finde.

»Er ist ganz vernarrt in das Codein«, erklärt sie mir. Jesus Christus. Vor meinem inneren Auge führe ich stundenlange Telefonate mit dem Jugendamt, wie ein Damoklesschwert hängt es drohend über dem Rest meiner Schicht. Sie nimmt meinen deutlich beunruhigten Gesichtsausdruck wahr und wiederholt: »Wirklich, er ist ganz vernarrt in das Coding.«*

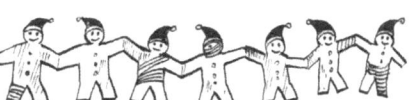

Donnerstag, 28. Dezember 2006

Ich habe mit dem Konzept der Sucht so meine Schwierigkeiten – ich denke, vielen Menschen ergeht es ganz ähnlich, wenn sie nicht zu den Süchtigen gehören. Aber es ist schwer, rationale Denkprozesse auf Menschen anzuwenden, die einfach nicht rational denken können, deren Verstand als Geisel genommen wurde.

Das sind die Stammgäste im Krankenhaus. Der Patient, der langsam an seinem durchs Rauchen induzierten Emphysem erstickt, sitzt zitternd in seinem Rollstuhl auf dem Krankenhausparkplatz, während er abwechselnd an seiner Zigarette pafft und verzweifelt Luft über die Sauerstoffsonde zu bekommen versucht. Der Alkoholiker, der bereits Job und Familie verloren hat und von den Ärzten gewarnt wird, dass seine Leber am zirrhotischen Point of no Return angekommen ist, sich aber nach der Entlassung erst einmal ein Pint im Pub gönnt, bevor er es überhaupt nach Hause schafft.

---

* Anmerkung des Übersetzers: Coding bedeutet Programmieren.

Und dann ist da noch Patient KM, eine Dame in den Sechzigern, die sich mit Sharonfrüchten umbringen will. Ich wurde von den Chirurgen gebeten, sie auf postmenopausale Blutungen zu untersuchen. Bevor ich sie mir anschaue, lese ich einen Patientenbrief in den Patientenakten; dann muss ich ihn ein zweites Mal lesen, weil ich vermute, die Sekretärin des Chefarztes hat Tipp-Ex geschnüffelt.

Vor etwa einem Jahrzehnt unterzog sich KM wegen Magenkrebs einer Gastrektomie* und muss seither strenge Diät halten; bestimmte Lebensmittel, die sie nicht verdauen kann, muss sie unbedingt vermeiden. Ganz oben auf der Liste steht die Persimone oder Sharonfrucht – nicht gerade eine Apfelsorte wie Granny Smith, also keine große Sache. Könnte man meinen.

An Weihnachten schrieb die Familientradition von Patient KM, die in Malta aufgewachsen ist, immer vor, Sharonfrüchte zu essen, und sie ist nicht bereit, diese Tradition sausen zu lassen, trotz der Warnungen ihres Chirurgen.** Sie wusste, dass es sich dabei nicht um eine leere Drohung handelte; diese kleinen Wichser haben immerhin dafür gesorgt, dass sie fünf Mal einen Darmverschluss bekam, der fünf verschiedene Weihnachtsfeste ruiniert

---

* Der Begriff der -ektomie beschreibt immer eine operative Entfernung. Die Entfernung des Magens ist also eine Gastrektomie, die Sterilisation des Mannes eine Vasektomie und die Medizin bei Privatpatienten eine Cashektomie.

** Gott weiß, warum – ich habe einmal eine Sharonfrucht probiert, und es gibt nicht viel, was ich in einem Brief nach Hause erwähnenswert finden würde. Faserig und geschmacksneutral, wie ein kugelförmiges Rattanplatzdeckchen. Ich denke nicht, dass Terry's sich Sorgen machen muss, dass die Verkaufszahlen von Chocolate Orange zugunsten der Sharonfrucht sinken.

hatte – feste, betonähnliche Brocken, die ihren Darm abdichteten und dafür sorgten, dass sie von drei der fünf Fälle unters Messer musste. Die jüngste OP wurde erst letzte Woche durchgeführt, als die Chirurgen sie aufschnitten, um das Phytobezoar* aus ihrem Darm zu holen, das wie eine Murmel in einer Tube Zahnpasta steckte.

»Ohne sie wäre es einfach kein richtiges Weihnachten«, meint sie, und ich bin mir nicht sicher, ob sie von den Früchten oder ihrer stationären Aufnahme wegen Darmverschluss spricht.

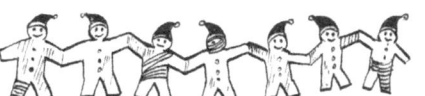

Der nächste Tagebucheintrag enthält Details zu einem medizinischen Eingriff, der extrem verstörend zu lesen sein kann. Wenn du dem nicht gewachsen bist und es lieber vermeiden möchtest, blättere bitte auf Seite 77.

Freitag, 29. Dezember 2006

Die Formel *out of office* gilt in der Medizin nicht wirklich,

---

* Ist es zu glauben, dass es einen medizinischen Begriff dafür gibt, der speziell und ausschließlich für Magen- oder Darmsteine ersonnen wurde, die sich aufgrund unverdaulicher Pflanzenfasern bilden? Kein Wunder, dass das Medizinstudium so lange dauert, um diesen ganzen Scheiß zu lernen.

schon gar nicht an Weihnachten. Babys interessieren sich nicht für deine Pläne, es sich mit einer großen Flasche *Baileys* gemütlich zu machen und sich bis auf den Boden einer Schachtel *Celebrations* durchzufuttern – und medizinische Notfälle treten nicht weniger häufig auf, nur weil *Slade* aus der Dolby-Surround-Anlage aller Geschäfte erklingt.

Die Liste der chirurgischen Schwangerschaftsabbrüche, für die Professor Devereux eingeteilt ist, fällt definitiv zu lang aus, als dass man eine Woche freinehmen könnte. Ich bin Devereux heute im Operationssaal zugeteilt, und die Erste auf der Liste ist Patientin SH, deren unglaublich traurige Geschichte das Zeug für einen Eintrag im Ethik-Lehrbuch hat – sie ist 21 Jahre alt, und ihr Herz ist in einem derart schlechten Zustand, dass sie es wahrscheinlich nicht überleben wird, wenn sie die Schwangerschaft nicht abbricht. Bereits nach der 15. Woche hat sich ihre Herzfunktion deutlich verschlechtert. Sie musste die herzzerreißende Entscheidung treffen, die Schwangerschaft zu beenden, um ihr eigenes Leben zu retten.*

Während der Rest der Welt also wie ein König aus der Tudor-Familie aß, kämpfte sie mit sich, sich zu der unglaublich schwierigen Entscheidung durchzuringen. Und heute, während sich alle mehr schlafend als wach zu den Wiederholungen der *Bourne*-Filme von ihrem viertägigen Kater erholen, ist sie unter Vollnarkose.

---

* Die Schwangerschaft stellt enorme Anforderungen an den weiblichen Körper, und jedes Organ muss sich anpassen, von der Leber bis zur Lunge. Das Herz muss rund 50 Prozent mehr Leistung als vor der Schwangerschaft erbringen und pumpt viel mehr Blut durch den Körper; nicht jedes Herz ist dazu in der Lage.

Ich habe die Patientenakte gelesen und kenne die Geschichte, aber im Operationssaal wird sie nicht mal im Ansatz erwähnt. Professor Devereux unterhält sich mit dem Anästhesisten und streitet darüber, wen die Hexe von Weihnachtsdienstplanerstellerin am schlimmsten eingeteilt hatte. Anstatt auf dem Hocker zu sitzen, um den Eingriff durchzuführen, dreht sich Devereux zu mir um und fragt: »Willst du?«

Ich will es wirklich, wirklich nicht tun. Es fühlt sich so egoistisch an, das überhaupt zu denken – wer bin ich, dass ich mir Sorgen um meine Gefühle mache, während die Patientin neben mir den dunkelsten, traumatischsten Tag ihres Lebens durchläuft? Aber die Prozedur wird sowieso derart schrecklich sein, dass sie jeder Beschreibung spottet – ein weiteres Trauma für mich, das ich in eine Kiste stopfen muss, die bereits bis zum Bersten gefüllt ist.

Solche Eingriffe werden hier ziemlich selten durchgeführt; ich war noch nie zuvor bei einem zugegen.*

Was wird er von mir denken, wenn ich Nein sage? Die Möglichkeit abzulehnen, etwas Neues zu lernen, wirft kein

---

* Die meisten chirurgischen Schwangerschaftsabbrüche werden vor Ende der zwölften Woche durchgeführt und sind sowohl technisch als auch psychologisch ein weitaus unkomplizierterer Vorgang, bei dem ein kleines Saugrohr in den Gebärmutterhals eingeführt wird. Nach der zwölften Woche hingegen ist ein operativer Schwangerschaftsabbruch mit einer Dilatation (Dehnung) und Ausschabung der Gebärmutter verbunden. Dieses Verfahren wird selten praktiziert, da Abbrüche in diesem Zeitraum relativ selten erfolgen und die überwiegende Mehrheit davon mittels Medikamentengabe zur Einleitung einer Fehlgeburt durchgeführt werden. Einige Patientinnen entscheiden sich jedoch für die chirurgische Variante mit Vollnarkose, um sich die zusätzliche emotionale Belastung durch eine eingeleitete Fehlgeburt im zweiten Schwangerschaftstrimester zu ersparen.

gutes Licht auf mich. Soll ich die Wahrheit sagen, dass es mich zu sehr aufwühlen würde? Da wäre es einfacher, ihm zu sagen, dass ich betrunken bin oder das Medizinerexamen nicht bestanden habe und seit drei Jahren mit gefälschten Papieren zur Arbeit erscheine. Was für ein Arzt muss man sein, wenn man zu verweichlicht für die Aufgabe ist?

Es dämmert mir, dass das unangemessen fröhliche Kneipengeschwätz mit dem Anästhesisten Professor Devereux' Art ist, mit der Situation klarzukommen. Ärzte führen zu Hause keine Nachbesprechung durch – wenn sie nicht einmal mit den Leuten im selben Raum darüber sprechen, hilft es ihnen vielleicht, nicht darüber nachzudenken. Ein bisschen wie Weihnachtslieder singen, während London vom *Blitzkrieg* heimgesucht wird.

Oder der Prof. verfügt vielleicht über eine härtere, undurchdringlichere Schale als ich, einen genetischen Stoizismus, und mit der Prozedur kommt er locker Tag für Tag zurecht, ohne dass seine Rüstung einen Kratzer abbekommt.

Wenn Patientin SH mutig genug ist, das durchzustehen, dann sollte ich zumindest die Eier haben, für sie einzustehen. Ich stimme zu und schaffe es sogar, begeistert zu klingen. Devereux erwartet eindeutig, dass ich dankbar für die Gelegenheit bin – es ginge viel schneller, wenn er sie selbst durchführen würde, anstatt mich durch den Vorgang zu leiten. Außerdem retten wir ein Leben, denn ohne dieses Verfahren wird die Schwangerschaft sie töten – wer bin ich also, dass ich es mir zwei Mal überlege?

Ich wünschte, ich könnte sagen, dass ich überreagiert habe, dass es bei Weitem nicht so schlimm war, wie ich befürchtet hatte, aber die Wahrheit ist, dass jeder einzelne Schritt davon absolut schrecklich war.*

Dehnung der Zervix mit Metallstiften, die sich in ihrer Größe fast barbarisch anfühlen. Ein Ultraschall, um nachvollziehen zu können, wo sich die von mir eingeführten Instrumente gerade befinden – eine grafische Erinnerung in Echtzeit an das, was ich tue. Zupacken. Zermalmen. Ich sehe alles auf dem Bildschirm, aber ich fühle es nicht mit meinen Händen – ich fühle es in meiner Seele. Zerreißen. Ziehen. Es gibt Dinge, die sie dir nicht erzählen, wenn du dich für diese Fachrichtung entscheidest – das können sie nicht, man würde kaum vom Startblock wegkommen. Ich bete, dass es vorbei ist. Das ist es nicht. Ich ziehe wieder. Und noch einmal. Ich bin dankbar für meine Atemmaske, die meine zitternden Lippen verdeckt; bin unfähig, auf die luftigen, sachlichen Anweisungen von Professor Devereux mit etwas anderem als einem roboterähnlichen »Mm, hm« zu antworten, ansonsten bricht meine Stimme. Sag mir immer wieder, dass wir hier das Leben einer Frau retten. Plazenta raus. Absaugen. Ausschaben. Geschafft. Minuten, die sich wie Wochen anfühlten.

Ich habe einmal gelesen, dass ein Teil der psychologischen Belastung von der Patientin auf den Arzt übergeht, wenn sie sich zu einem relativ späten Zeitpunkt für einen chirurgischen statt einem medikamentös-indizierten

---

* Ich habe diesen Tagebucheintrag nicht in mein erstes Buch aufgenommen, weil ich den Gedanken nicht ertragen konnte, ihn in den verschiedenen Korrekturphasen noch einmal lesen zu müssen; darüber hinaus fühlte ich mich sehr unsicher, ob ich ihn den Lesern überhaupt zumuten konnte. Ich habe diesen Entschluss bereut, bis heute, denn es war einer der eindrucksvollsten Momente in meiner medizinischen Laufbahn.

Schwangerschaftsabbruch entscheidet. Plötzlich verstehe ich es. Und dann fühle ich mich schuldig, weil es in irgendeiner Weise um mich ging, aber das tut es nicht: Ich kann nach Hause gehen, ein oder zwei Tage darüber brüten und dann zulassen, dass es zusammen mit all den vielen anderen Tagen, die ich lieber vergessen würde, in Vergessenheit gerät.

Ich werde von Devereux ins Hier und Jetzt zurückgerüttelt. »Alles klar, wir sind fertig! Weck sie auf!«, sagt er, während er zum Anästhesisten hinüberhüpft. Die Ausgelassenheit ist fast beruhigend. »Wer ist die nächste Kundin?«

»Ich muss leider zurück auf die Station«, sage ich, was aber nicht stimmt. Ich brauche frische Luft oder etwas Ruhe, vielleicht sogar etwas Lärm um mich rum – ich muss irgendwohin, nur weg von hier.

»Kein Problem, du kannst gehen. Ich schreibe den Operationsbericht.«

Ich erhebe mich vom Hocker. Er legt seine Hand auf meine Schulter und drückt kräftig zu – er wusste es. Das ist unser Geheimnis, ich gehöre jetzt dem Club an. Er wendet sich wieder an den Anästhesisten und atmet aus.

»Spielen die Queens Park Rangers heute?«, fragt er. Sein Gesicht sieht aus wie nach einem Reset, sofort ist seine alte Maske zurück.

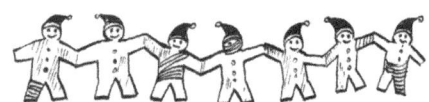

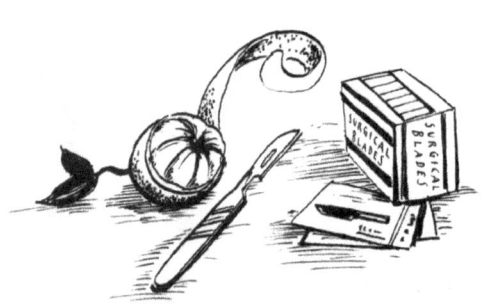

Viertes Weihnachten

Wen siehst du da im Arztkittel in der Farbe Magenta?

Das bin ich – von Kopf bis Fuß besudelt mit Plazenta.

Mittwoch, 19. Dezember 2007

Eine weitere Anordnung von den Machthabern, die in meinem Postfach landet und in etwa so freundlich wie eine Morddrohung klingt.

Der Erlass des Tages – komplett mit kruden ClipArt-Stechpalmenzweigen und so vielen Semikolons, dass es praktisch ein Hilferuf ist – informiert alle Mitarbeiter darüber, dass sich die Farbe der Krankenhauskleidung – den *Scrubs* – in diesem Monat von Blau auf Rot ändern wird. Genau wie die Becher bei *Starbucks*! Wie lustig! Vielleicht zwingen sie uns auch dazu, rote Velourshüte mit flauschig weißem Besatz anstelle von OP-Hauben zu tragen oder spitz zulaufende, elfenartige Winkle Pickers anstelle von Überziehschuhen. Vielleicht können wir auch das Pager-Gepiepse durch das Klavier-Intro aus *All I Want For Christmas Is You* ersetzen. Ich stünde voll und ganz dahinter.

Aber wie ein Welpe in einer Geschenkverpackung ist der nicht nur zu Weihnachten da, sondern für immer. Wir werden jenen schwer geisteskranken Frühstücksfernsehmoderatoren gleichen, die die Band Wizzard – von ihr stammt der Song *I wish it could be Christmas every day* – beim Wort nehmen und Weihnachten an 365 Tagen im Jahr feiern. Es spricht sich bald herum, dass der Grund für den Wechsel nicht der Jahreszeit oder Qualität beziehungsweise Schnitt des Stoffes geschuldet ist – er ist natürlich finanzieller Natur.

Ich mag meine Scrubs blau oder grün; sie sind eine erkennbare Abkürzung für »Medizinischer Fachangestellter« in einer Weise, wie es keine andere Farbe wirklich vermag. Im St.-Agatha-Krankenhaus bestand man darauf, verschiedenfarbige Outfits für jedes Fachgebiet zu tragen – orange für Anästhesisten, grau für Hebammen, lila für Geburtshelfer und so weiter. Als sich das ganze Team bei einem Feueralarm zusammenfand, sah es aus, als hätte jemand die Power Rangers gerufen.

Warum sind rote Scrubs die Antwort auf das schwarze Loch in der Kasse unseres Krankenhauses?*

Ist roter Farbstoff deutlich billiger? Werden wir von *Virgin Atlantic* gesponsert? Nein. Blut hebt sich deutlich von Rot ab, weshalb sie hoffen, dass die Patienten nicht bemerken, wenn wir mit dem Zeug durchtränkt sind.**

---

* Scrubs sind nicht billig – sie müssen alles abwehren, was dir im Krankenhaus aus allen möglichen Winkeln entgegengeschleudert werden kann, oftmals mit sehr großer Geschwindigkeit. Sie bestehen aus sehr hochwertiger Baumwolle mit extrem enger Knüpfung, sodass sie von Bazillen nicht durchdrungen werden können (oder – in Kenntnis der Körperpflege einiger meiner ehemaligen Kollegen – es von der anderen Seite her herausschaffen). Aber teurer für das Krankenhaus als der Kauf ist die Reinigung, das Bügeln und die »De-Ebolaisierung« für den nächsten Angestellten. Im Kreißsaal ist ein besonders großer Durchlauf: Es ist ziemlich schwierig, bei einer Geburt unbefleckt davonzukommen. Du bildest im Grunde genommen die erste Reihe für Shamu bei SeaWorld, außer dass Shamu einen Kebab von zweifelhafter Herkunft gefressen hat und an chronischer Flossenfäule leidet. Und nenn es wählerisch, aber die Durchschnittspatientin zieht es vor, dass du als Arzt beim Betreten des Untersuchungsraums nicht so aussiehst, als wärest du gerade aus einer gelöschten Szene von Saw entsprungen.
** Krankenhäuser sind immer auf der Suche nach Möglichkeiten, wie man die Kosten für die Reinigung der Scrubs senken kann. In einem Haus,

Freitag, 21. Dezember 2007

Auf der einen Seite ist mein Pager sehr viel ruhiger geworden, seit das neue sprachgesteuerte Vermittlungssystem eingeführt wurde. Auf der anderen Seite ist es für mich praktisch unmöglich, eine andere Station zu erreichen.

Vermutlich weil sich das Krankenhaus in einem hochtrabenden Nobelgebiet befindet, hat sich das Softwareunternehmen vorgestellt, dass die Mitarbeiter mit dem begüterten Adel auf einer Stufe stünden. Also wurde die Spracherkennungssoftware so programmiert, dass sie nur absurd hochnäsige Akzente erkennt. Auf jeder Station sieht man Ärzte und Krankenschwestern, die wieder und wieder ein Wort in die Telefonhörer bellen, mit immer

---

in dem ich gearbeitet habe, haben sie eine Art Verkaufsautomat in jedem Umkleideraum aufgestellt, der ein neues Oberteil und eine neue Hose ausgespuckt hat, wenn du deine »SCRUBZCARD™« (oder wie immer das Ding auch hieß) über den Scanner gezogen hast. Es klang im Prinzip großartig, aber im Gegensatz zu einem normalen Verkaufsautomaten, der dir deine Chips mit so hoher Wucht in den Ausgabeschacht schießt, dass sie zerbröseln, gab diese gechillte Version ihr Produkt mit der Geschwindigkeit von Gletscherbewegungen aus – nicht gerade die Geschwindigkeit, die im Kreißsaal angebracht ist. Es war, als würde man darauf warten, bis der Tintenstrahldrucker die komplette Bibel ausgedruckt hat. Jeder Angestellte erhielt eine SCRUBZCARD™ sowie drei Outfits pro Tag zugeteilt. Nachtschichten waren gut – die Karte wurde um 24 Uhr auf null gestellt, sodass man sich vor als auch nach Mitternacht drei Sätze ziehen konnte, was meist reichte (außer in sehr »blutigen« Schichten …). Bei Tagdienst war es schon eine Herausforderung, mit nur drei Paar auszukommen; also tricksten wir das System aus. An Kliniktagen, an denen wir keine tragen mussten, zogen wir uns dennoch aus unserem *Scrubsomat* unsere Krankenhauskleidung und horteten sie auf Vorrat wie leere Nutellagläser, die »eines Tages mal nützlich« sein könnten.

80

hochtrabenderen Stimmen. »OP-Saal … Saaaal … Saaa-haaaal.« Es ist wie eine Laiendarbietung von *Gosford Park*.

Wenn du es schließlich schaffst, dass die satanische Spracherkennungssoftware in der Telefonzentrale ein Wort von dem verstanden hat, was du gesagt hast, versteht sie es zwangsläufig falsch. Heute wäre es effizienter gewesen, die Radiologie mit einem Schnurtelefon – zwei Becher und ein langes Stück Kordel – anzurufen.

»Radiologie.«

»Ich stelle Sie zur Audiologie durch. Wenn nicht, sagen Sie bitte: Abbrechen.«

»ABBRECHEN!«

»Ich stelle Sie zur Abrechnungsstation durch.«

Sonntag, 23. Dezember 2007

Wie das sanfte Cool-Down nach einem anstrengenden Training – schließlich ist es schlecht für den Körper, direkt von hundert auf null zu schalten –, folgt auf meine anstrengende Nachtschicht sofort ein Tagdienst, aber als Juniorarzt. Ich tue eine gute Tat – die Juniorärztin, die eigentlich Dienst hätte, hat kürzlich ihren Großvater verloren und erhielt dennoch keinen Sonderurlaub; der ist anscheinend auf verstorbene Verwandte ersten Grades beschränkt. Wie schön, dass nun darüber Klarheit herrscht, welchen Wert die Nächsten und Liebsten in der HR-Abteilung haben, wie die Karten eines genealogischen Quartett-Spiels. Und als ob es nicht genug wäre, dass ihr der Sonderurlaub verweigert würde, nein, sie durfte nicht einmal den freien Tag von ihrem Jahresurlaub abzwacken, weil sie ihn über die Weihnachtfeiertage »nicht rechtzeitig angemeldet« hatte ...

»Wie Sie wissen, ist dies die Standardvorgehensweise«, lautet die Standardaussage der Personalabteilung – als wäre es irgendwie besser, routinemäßig bösartig zu sein, als ad hoc hie und da einmal gehässig zu sein. Auf der anderen Seite ist das noch relativ entgegenkommend von der Personalabteilung. Sie war bekannt dafür, dass man in der Vergangenheit eine Sterbeurkunde als Beweis vorlegen musste; außerdem hat sie behauptet, dass nur der Verlust eines Partners – nicht eine beispielsweise dringende Einweisung auf die Intensivstation – ein ausreichender Grund wäre, der Arbeit für ein paar Tage fernzubleiben.

Trotz des unerschütterlichen Drängens der Krankenhausleitung, sie sollte die Beerdigung ihres eigenen Großvaters auslassen, haben wir für die Assistenzärztin etwas gedeichselt und ein kleines Arrangement unter den Kollegen getroffen. Ich bleibe sechs Stunden länger, und die Assistenzärztin, die Nachtdienst hat, kommt sechs Stunden früher. Im Idealfall hat sie etwas mehr als einen Tag, um zu trauern und ihre Familie zu unterstützen, aber es ist besser als nichts. Wie unglaublich niederschmetternd, dass die oberste Etage ihren eigenen unflexiblen Vorschriften folgt, auch wenn für das Tarifpersonal eigentlich Regeln und Vorschriften zum Schutz gelten; die werden aber torpediert oder ignoriert, wenn es nötig ist.

Aber es ist in Ordnung – fast schon entspannend! – unterhalb meiner Gehaltsstufe zu arbeiten, auch wenn ich es umsonst mache. Der eingeteilte Assistenzarzt ist natürlich eingesprungen, und wir beide machen größtenteils unser eigenes Ding. Aus Höflichkeit teile ich ihm mit, wenn ich eine Patientin aufgenommen habe, und zwei Mal kreuzen sich unsere Wege, um ein paar Kaiserschnitte durchzuführen. Ich erwähne ihm gegenüber nicht, dass ich bereits Assistenzarzt bin, um seine Autorität nicht zu untergraben.

Die Hälfte der Schicht ist vorbei, und wir sind dabei, uns zu verabschieden, als er mich beiseitenimmt und mir sagt, dass ich ein guter Juniorarzt sei.

»Du solltest in Betracht ziehen, dich als Assistenzarzt zu bewerben«, sagt er mir mit einem gönnerhaften Grinsen, das ich persönlich für die Leute reserviere, die mir erzählen wollen, wie superschlau ihr Einjähriger ist. »Vielleicht in etwa sechs Monaten«, fügt er hinzu.

Frohes Fest, du Fotze.

Montag, 24. Dezember 2007

Patientin HL stellt sich mit postkoitalen Blutungen vor. Im Inneren sieht alles ein wenig aus wie … geschmirgelt. Sie hat eindeutig etwas in ihrer Geschichte ausgelassen – vielleicht ist ihr Freund der gelbe Kerl aus dem Film *Fantastic Four*, dieser steinerne Riese.

Tatsächlich lautet die Lösung des Rätsels, dass sie und ihr Kerl keine Kondome hatten und in einer Weihnachtsschachtel mit Süßigkeiten fündig geworden sind – indem sie mit der Verpackung eines *Mars*-Riegels improvisiert haben und dabei den »spielerischen« Aspekt von »*Mars* macht mobil – bei Arbeit, Spaß und Spiel« wortwörtlich genommen haben. Der menschliche Drang zu ficken, scheint alle unsere üblichen Kontrollmechanismen über Bord zu werfen. Deshalb erwischt man die Leute, wie sie in Flugzeugtoiletten vögeln (ein Sarg mit Klospülung!), oder eine Pfeffermühle anstelle eines Dildos benutzen.

Zum Glück muss ich Patientin HL weder nähen noch sie »abdichten«.* Ich empfehle ihr, in Zukunft weniger »abrasive Methoden« der Empfängnisverhütung zu verwenden und eine Pause einzulegen, bis die Wunde vollständig geheilt ist. Womit ich nicht meine, dass sie zu *KitKat* übergehen sollte.

Dienstag, 25. Dezember 2007

Zum Teufel mit den Stechpalmen. Es ist das vierte Weih-

---

* Wie jeder Pfadfinder weiß, übt man in erster Linie Druck auf eine Wunde aus, um die Blutung zu stoppen. Dies gilt auch für vaginale Verletzungen (obwohl dieser Teil meist im Pfadfinderhandbuch fehlt). Der Druck wird erzeugt, indem Sie die Vagina mit lagenweise Mullbinden »abdichten«.

nachten in Folge im Krankenhaus. Das wohl deprimie-
rendste daran ist, wie normal es sich mittlerweile anfühlt.
Alles schon Routine, wie ein Baum, der sich um ein Geländer windet und weiterwächst. Wieder einmal gibt es um
7 Uhr morgens einen triefäugigen Geschenkaustausch,
während wir Mince Pie hinunterschlingen und H so tut,
als würde er nicht bemerken, wie ich mit einem Auge auf
die Uhr schiele.

Ich habe mich nicht gewehrt, als der Dienstplan für
Weihnachten dieses Jahr bekanntgegeben wurde. Es ist
nur der Job, und jemand muss es tun. Vielleicht triggert er
den Götterkomplex, von dem Ärzte vorgeben, sie besäßen
ihn nicht: Batman mit Pager. Außerdem ist da dieser Ego-
Kick, auf den jedes Mitglied unserer Spezies programmiert
ist, wenn es etwas Gutes getan hat – wie etwa der Beteili-
gung an einem TV-Spendenmarathon oder wenn man dem
quengeligen Kleinkind wieder den Teddybären zurückgibt, den es verloren hat. In Abwesenheit eines Gottes, der
meine Taten im Himmel-/Höllenbuch erfasst, ist das schon
etwas. Aber meine Selbstlosigkeit im Krankenhaus dient
nur dazu, meinen Egoismus auf andere Weise zu verstär-
ken – H zurückzuweisen, der es aufgegeben hat, gemeinsame Weihnachten überhaupt noch mal anzusprechen, weil
wir bereits alle möglichen Spielarten derselben Diskussion
hatten. Meine Familie zurückzuweisen, die niemals aufhören wird, gemeinsame Weihnachten anzusprechen. Selbst
im Todesfall werden sie zweifellos einen Weg finden, sei es
über jährliche E-Mails oder ein Ouijabrett.

Der heutige Text meiner Mutter lautet: »Vielleicht sehen
wir uns eines Tages.« Schuldgefühle, aufgefahren mit
schwerem Geschütz. Ich schätze, dass ich in diesen Tagen

lediglich zu der Gruppe gehöre, die Weihnachten nicht feiert, wie ein Zeuge Jehovas oder ein Truthahn.

Auf der Fahrt zur Arbeit schreit der mit einer Keks-Stimme behaftete Radiomoderator alle Zuhörer an, die über Weihnachten arbeiten müssen – und ich hupe fast solidarisch mit, bevor mir einfällt, dass ich Brite bin. Zurück zur Realität. Ich frage mich, ob der Parkplatz wenigstens heute kostenlos ist. (Natürlich nicht!)

Ich stürme herein, schaue auf die Tafel mit den Kreißsälen und seufze. »Hat schon jemand Raum acht an die Psychiatrie überstellt?«

Megan, eine der Hebammen, seufzt ebenfalls, allerdings noch lauter, und rät mir, ich solle mir die Patienteninformationen noch einmal ansehen.

- 18 Jahre
- Vaginaluntersuchung während der gesamten Wehen abgelehnt; Vagina wird als »virgo intacta« bezeichnet
- Überweisung an die Psychiatrie indiziert, da Mutter Kind als »Sohn Gottes« bezeichnet
- ausländische Patientin (Nazareth)
- übermäßige Anzahl an Besuchern im Raum
- männlicher Nachkomme, Geburtszeitpunkt 0.00 Uhr. Zustand: stabil

Ho, ho, ho, *no*. Es ist erst zehn nach acht, und ich bin schon zu müde für diesen Scheiß.

Eher weniger »humoristisch« geht es auf der Gyn zu, wo Patientin HV eine ziemlich düstere Woche hinter sich hat, wobei als Tiefpunkte eine Notfalloperation wegen einer

Ovarialtorsion* und eine anhaltende postoperative Wund-infektion zu nennen wären. Ich wünsche mir verzweifelt für sie, dass ihre Temperatur niedrig bleibt, damit wir sie irgendwann nach Hause entlassen können; so wäre der Weihnachtstag vielleicht noch gerettet, sodass der Dezember für sie nicht ein totaler Reinfall werden würde. Ich muss dieses Jahr ein unerwartet braver Junge gewesen sein, denn der Weihnachtsmann hat seine Liste zweimal gecheckt und erfüllt mir tatsächlich meinen Wunsch. Obwohl es Patientin HV jetzt aus klinischer Sicht gut genug geht, gibt es aber ein logistisches Problem zu lösen – sie kann niemanden finden, der sie fährt, und der Kranken-transport lehnt ab, weil er überlastet ist.

Brook, eine der Gyn-Schwestern, macht voll einen auf Chris Rea – *Driving home for Christmas* –, aber ohne Bart und jene Stimme, die man bekommt, wenn man ver-sehentlich mit Zement gurgelt – und bietet an, sie nach Hause zu fahren. »Liegt sowieso auf dem Weg«, sagt sie heiter, aber von einer anderen Krankenschwester erfahre ich, dass das nicht annähernd der Fall ist. Mein eisiges Herz taut bei dieser einfachen Geste der Nächstenliebe auf.

Ich mache bei der Arbeit manchmal auch den einen oder anderen Zusatzkilometer, aber – im Gegensatz zu Brook – ist bei mir die Grenze erreicht, wenn daraus auf dem Weg nach Hause siebzehn Extrakilometer werden. Brook sagt der Patientin, dass sie um 14 Uhr ausstechen wird – wenn sie so lange warten kann? »Schön«, antwortet

---

* Eine Ovarialtorsion liegt dann vor, wenn sich ein Eileiter – wie die Bän-der an einem Maibaum – verdreht und damit seine Blutversorgung kappt.

die Patientin. »Aber ich hoffe, Sie erwarten kein Benzingeld von mir.«

Das ist die richtige Einstellung.

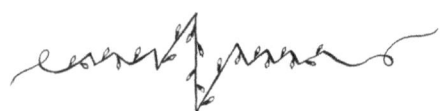

Donnerstag, 27. Dezember 2007

Es ist 4 Uhr morgens, ich lasse mich in einen Stuhl im Arztzimmer fallen und mache ein Geräusch wie ein Schlauchboot, aus dem die Luft gelassen wird. Burton, einer der Juniorärzte, liegt wie ein Croissant auf dem Sofa mir gegenüber zusammengerollt. »Wie ist deine Schicht?«, frage ich.

Er streckt sich ein wenig und schaut zu mir auf – sein Körper ist nichts als Erschöpfung, sein Gesicht aufgedunsen. Er beginnt zu sprechen, aber die Anstrengung übermannt ihn, er schüttelt den Kopf und verkriecht sich wieder in seinem imaginären Kokon. Oh Gott. Ich hatte eher gehofft, eine halbe Stunde lang in den Fernseher starren zu können, nicht einen traumatisierten Kollegen therapieren zu müssen.

»Kumpel … alles klar?«

Sein Kopf taucht wieder auf, als gehöre er dem lethargischsten Erdmännchen der Welt.

»Der Scrubsomat ist kaputt.«

Freitag, 28. Dezember 2007

»Insuffizientes Probenmaterial« – der Fluch im Leben eines jungen Arztes. Ich spüre diese seltsame Furcht, wenn ich das Blutergebnis eines Patienten nachschlage – als würde ich zusehen, wie sich jemand zum ersten Mal auszieht, oder um 10.28 Uhr in der Warteschlange von McDonald's stehe und bete, dass ich die Bestellung aufgeben kann, bevor das Frühstücksmenü um 12 Uhr ausläuft.

So etwas passiert immer bei Bluttests, die dringend sind – einer, der von einer Patientin mit atomdünnen Venen stammt, für den man 15 Versuche brauchte und der die Patientin aussehen lässt, als hätte sie es gerade einem Stachelschwein mit der Hand besorgt. Du wiegst die kostbare Blutprobe wie ein mit weißen Handschuhen bewehrter Museumskurator, der die erste Ausgabe des Alten Testaments in den Händen hält, und mit einem leisen Gebet schickst du sie auf die Reise ins Labor. Und dann kommt es als »insuffizientes Probenmaterial« zurück. Man wird das Gefühl nicht los, dass die Laboranten dein Gedächtnis austricksen wollen – man *weiß* haargenau, dass die heilige Ampulle bis zum Rand gefüllt war. Und selbst wenn nicht, Mörder werden schließlich auch wegen DNA-Beweisen verurteilt, die von einem jahrzehntealten, mikroskopisch kleinen Spucketröpfchen stammen; kann das Labor nicht einfach mal etwas wagen und mir den Blutgerinnungswert eines Patienten mit 2,9 ml statt mit 3 ml Blut ermitteln? Aber alles, was dir übrig bleibt, ist, bei demjenigen zu lamentieren und zu stöhnen, der auch immer gerade neben dir steht, und dann für Runde zwei zur Patientin zurückzukehren. Ein paar Minuten Mehrarbeit für mich, ein paar

89

Wundmale mehr an der Patientin, aber letztendlich entsteht kein echter Schaden.

Heute dagegen war es viel irritierender, als der Bericht über die Samenanalyse eines Paares in der Fruchtbarkeitsklinik auswies, die Samenprobe sei insuffizient. Im Gegensatz zu einer Blutabnahme, die ich wiederholen kann, kann ich für ihn hier nichts weiter tun, was mich aus der Fassung bringen würde. Stattdessen muss der Kerl einen weiteren Termin mit der »Wichsespenderklinik« vereinbaren, der – da es so etwas wie einen Sperma-Notfall nicht gibt – nun im neuen Jahr liegen wird. Dann muss er natürlich etwa einen Monat warten, bevor er sich wieder in der Klinik vorstellen kann – *wir können die weiteren Schritte nicht besprechen, bis uns alle Ergebnisse vorliegen.*

Ich bin dabei, ihnen die Nachricht mitzuteilen, als meine Augen an das untere Ende des Bildschirms driften. Kontext! »Kaum verwertbares Probenmaterial, gemischt mit Schmutz, Flusen, Schutt. Bitte neue Probe anfertigen lassen.« Hat er … in einen Staubsaugerbeutel gewichst?

Der Patient schien wirklich überrascht, dass er nicht damit durchgekommen war, aber gab immerhin kleinlaut zu, dass er am Behälter vorbeigezielt hatte. Kein Zweifel, mit der in seinen Ohren nachhallenden Ermahnung seiner Großmutter, niemals etwas zu verschwenden oder wegzuwerfen, hatte er sein Bestes getan, um sein Missgeschick wiedergutzumachen und alles in den Behälter zu bekommen, wobei er natürlich all den Staub und sämtliche DNA von allen, die ebenfalls schon dort waren, mit einsammelte.

»Er schießt ziemlich weit«, sagt seine Frau mit stolzer

Stimme, als würde sie mit den Klavierkünsten ihres Grundschulkindes prahlen.*

Ich kann dem Kerl nicht vorwerfen, dass er nicht mit der Genauigkeit olympischer Bogenschützen gezielt hat – unser Labor hat keine eigenen dafür vorgesehenen »Räumlichkeiten«, wie es schüchtern beschrieben wird, also müssen sich die Herren in den Kabinen der Herrentoiletten einen runterholen. Es kann schon mal schwerfallen, sich zum Soundtrack aus der Nebenkabine, wo sich gerade jemand abmüht, etwas herauszuquetschen, den Gipfel erotischer Ekstase zu erklimmen. Es kann auch ziemlich irritierend für das Krankenhauspersonal sein, das dank des Verdauungssystems versucht, etwas Pausenzeit für sich abzuzwacken – alles in dem Wissen, wozu die Nebenkabinen sonst noch so herhalten müssen.**

Hier in England geben Ihnen einige Einrichtungen, darunter eine, an der ich gearbeitet habe, das notwendige Set mit nach Hause, damit Sie die Probe bequem im eigenen

---

* Der »lange Cumshot« kann ein nützliches Diagnosetool sein. (Ist das das erste Mal, dass der Begriff *Cumshot* in einem Geschenkbuch zu Weihnachten vorkommt?) Einem befreundeten Medizinstudenten, der heute buchstäblich als Gehirnchirurg tätig ist, gelang es eines Abends, sich beim Onanieren selbst ins Auge zu spritzen. Als das, was er anfangs nur für eine kleine Bindehautirritation hielt, ein paar Wochen später immer noch nicht besser wurde, ging er zum Arzt und erhielt »okuläre Chlamydien« als Diagnose, die ihm Symptome an einer dafür ziemlich ungewöhnlichen Stelle beschert hatten.
** Eine Krankenschwester, die früher in einer Fruchtbarkeitsklinik in den USA gearbeitet hat, sagte mir, dass sie früher einen Fernseher und einen DVD-Player hatten. Sie verliert kein Wort über die pornografischen Köstlichkeiten, die man zweifellos eher im Pay-TV in unterklassigen Motels vermuten würde, aber sie gab das beruhigende Detail preis, dass die Fernbedienung früher in einer Reißverschlusstasche aufbewahrt wurde.

Schlafzimmer »anfertigen« und die Samenspende innerhalb einer Stunde abliefern können. In unserer Gebrauchsanweisung heißt es: »Die Samenspende sollte auf Körpertemperatur gehalten werden, zum Beispiel in einer Tasche an Ihrem Körper, unter Ihrer Achselhöhle oder zwischen Ihren Beinen.« Ein Mann wurde zum Stoff für ekelerregende Legenden und die Anekdote für Dinnerpartys im Repertoire vieler Ärzte schlechthin, indem er Letzteres so interpretierte, als dass er die Probe »in seinem Anus« transportieren sollte – wo der Fairness halber zweifellos Körpertemperatur herrscht.

Während meiner Ausbildung in der Reproduktionsmedizin verbrachte ich einige Zeit in einem Fertilitätslabor, um die eingegangenen Proben zu analysieren und zu testen. Ich folgte genau den Anweisungen der Labortechnikerin: Messung des Probenvolumens, Umfüllen in neues Behältnis, dann Zentrifuge, um die Spermien von der Samenflüssigkeit zu trennen; Entsorgen der Samenflüssigkeit in der Spüle …

»Was machst du da?«, schrie mich die Labortechnikerin an. »Du hast gerade das Sperma weggeworfen!« Ich wurde weiß wie Druckerpapier und wurschtelte mit den Fingern im Ausguss herum.

Sie zuckte mit den Achseln und ging zum Computer, um das Urteil zu fällen: »Insuffiziente Probe.«*

---

* Als ich dieses Buch zusammenstellte, erreichten mich Neuigkeiten aus China, die die »unzureichende Probe« ein für alle Mal hinfällig machen könnten – wenn auch vielleicht zu einem höheren Preis um die Würde des Patienten willen. Ein Krankenhaus hat einen »Sperma-Collector« angekündigt. Das Gerät sieht in etwa aus wie ein Wasserspender, und an der Stelle, wo normalerweise Wasser gezapft wird, ist nun ein Stutzen, in den

Samstag, 29. Dezember 2007

In der Geschichte ist nicht überliefert, welcher paläolithische Maler zuerst Blau und Gelb mischte, um Grün zu erzeugen, oder Blau und Rot, um Lila zu erhalten. Aber eine Entdeckung ist Patientin HC zu verdanken, die einen Zimt- und Glühwein-Lufterfrischer für ein wenig festlichen Duft in den Kreißsaal mitbringt. Statt nun das unvermeidliche Potpourri aus Blut, Plazenta, Fruchtwasser und Fäkalien zu überdecken, mischen sich alle Geruchsrichtungen zu dem ranzigsten, widerlichsten Gestank, der vorstellbar ist. Es hängt in der Luft wie eine Art stechendes Todesgas in einem James-Bond-Film. Seine faule Wolke erstickt jeden Atemweg und verätzt die olfaktorischen Nervenenden. Wir lassen das Zimmer gründlich reinigen, aber vielleicht muss man das gesamte Krankenhaus abreißen.

---

der Penis eingeführt wird. Das Gerät holt dem Patienten unter Vibrationen und einigen hektischen Saug- und Stoßbewegungen einen runter und sammelt das Ejakulat. Der Patient kann dann wieder an die Arbeit gehen, begleitet von den psychologischen Nachwehen, die bei der Penetration eines sexgeilen Papierkorbs entstehen.

Montag, 31. Dezember 2007

Mein Bruder und ich haben heute Dienst in verschiedenen Krankenhäusern, also rufe ich aus Solidarität zwischen Geschwistern an. Wir reden über unsere Vorsätze. Ich bin mir nicht sicher, überhaupt eine Änderung in meinem Lebensstil überdacht zu haben, die über die Weihnachtsdekoration hinausgeht. Ich gebe mir nicht die Schuld, ich gebe dem Januar die Schuld. Die Leute laufen herum wie schlecht reanimierte Leichen, und das Wetter ist so übel, dass wohl selbst Polarforscher Ernie Shackleton es sich zweimal überlegen würde, für einen halben Liter Milch das Haus zu verlassen; dennoch wählen wir diesen Monat für einen bizarren Akt der Selbstgeißelung.

Tatsächlich triumphiert wieder einmal der Optimismus über objektive Vernunft, sodass ich mich dazu durchringe, einen Versuch zu wagen: Ich will ein wenig abnehmen. Wie schwer kann das schon sein? Ich komme sowieso kaum zum Essen.

»Ja, wäre wahrscheinlich besser«, antwortet er. Ich hatte eher auf ein »Sei nicht albern, du siehst toll aus« gehofft, aber hinsichtlich der Ehrlichkeit eines Arztes gepaart mit der Stumpfheit eines Geschwisterkindes war meine Erwartungshaltung offensichtlich unrealistisch. Er sagt mir, dass er einige wichtige Ratschläge für mich parat hat, und ich bin ganz Ohr. Vielleicht hält er mir einen medizinischen Vortrag, den ich geschwänzt habe? Ich stelle mir bereits vor, wie ich schlanker geworden bin und mich über den kleinen Dopamin-Kick freue, wann immer jemand mich fragt, ob ich abgenommen habe. (»Oh, ich weiß nicht, vielleicht ein bisschen?«, werde ich antworten, während ich mich an meinem eigenen Wangenknochen ritzen kann wie an einer Papierkante).

»Wiederhole nicht den Fehler, den ich letztes Jahr gemacht habe«, sagt er. »Kennst du diese ›Schmecke den Unterschied‹-Fertiggerichte von *Sainsbury's*?«

»Ich bin mir ihrer bewusst, ja.«

»Nun, sie gehören in den Delikatessen- und nicht in den Diätbereich. Es hat bis März gedauert, bis ich herausfand, warum ich kein Gramm abgenommen habe.«

Montag, 7. Januar 2008

Fünf Wochen nachdem ich meinen Steuerberater wegen meines jährlichen Steuererklärungsmists getroffen habe (»Du würdest dich im Gefängnis sehr schlecht machen, Adam«), bin ich immer noch fleißig dabei, Quittungen zusammenzusuchen. Irgendwann im Februar ist die ganze Scheiße vergessen, aber jetzt bin ich ein Posterboy hinsichtlich Quittungen für die britische Steuerbehörde: die Trockenreinigung, weil eine Patientin mir versehentlich in der Geburtssprechstunde auf die Hose gepisst hat; der 300 Pfund teure Fortgeschrittenenkurs für lebenserhaltende Maßnahmen, der für meinen Job zwar obligatorisch ist, für den das Krankenhaus aber weder die Kosten erstattet, noch entsprechenden Fortbildungsurlaub gewährt (die Lösung des Rätsels gibt's gratis, Rumpelstilzchen); ein neues Stethoskop, nachdem mein letztes ganz leicht … in Blut getränkt wurde.

Die Geburtsstation hält sich heute bedeckt, nicht allzu viele Dramen, also steige ich die Treppe zum Bereitschaftsraum hoch, um ein wenig die Augen zu schließen – die optimistischste Zukunftsaussicht, zugegeben. Aber heute ist das Bett, das immerhin den Luxus einer Gefängnispritsche geboten hat, nicht nur bar jeder Bettwäsche, auf geheimnisvolle Weise fehlt es auch an der Matratze. Ich frage mich, wo sie hin ist. Vielleicht wird sie entlaust? Vielleicht ist sie weggeflogen? Dünn genug war sie allemal. Oder vielleicht wurde sie verkauft, um dem marianengrabentiefen Loch in den Krankenhausfinanzen beizukommen? Da sie die Kantine durch einen Automaten ersetzt haben, würde mich jetzt nichts mehr überraschen.

Ich lasse mich nicht abschrecken – ich würde wahrscheinlich die eisige Umarmung des Todes akzeptieren, wenn darin die einzige Möglichkeit bestünde, mich ein wenig hinlegen zu können –, also mache ich es mir auf dem Lattenrost bequem. Doch ich merke schnell, dass die Position nicht lange auszuhalten ist, will man nicht das Risiko eines chronischen Rückenleidens eingehen, gestehe mir widerwillig die Niederlage ein und mache mich auf den Weg zurück nach unten.

Bevor ich auf Station ankomme, lege ich noch einen kurzen Zwischenstopp in einem Raum ein, den ein Londoner Immobilienmakler als »Bad en-suite« bezeichnen würde, aber ganz klar eine Besenkammer ist, die sich als Toilette getarnt hat. Als ich dort sitze, merke ich, dass auch das Handtuch weg ist. Vielleicht hat man bei Budgetkürzungen trockene Hände als geradezu frivole Komfortleistung ausgemacht – ich gehe fest davon aus, dass ich eines Tages zur Arbeit erscheinen und feststellen werde, dass weitere »Luxusausstattung« entfernt wurde. Wie Glühbirnen und Wände.

Dann merke ich, etwas zu spät, dass es auch kein Toilettenpapier gibt. *Fuck*. Aber Not macht erfinderisch. Allerdings muss ich meinem Steuerberater nun erklären, warum ich ein weiteres Jahr keine Quittungen beibringen kann.

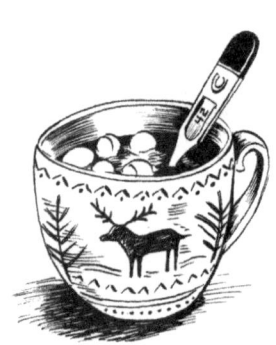

Fünftes Weihnachten

Ich zieh mir die Socken aus, brauch etwas Schlaf.

Mein Pager piept – warum zur Hölle werd ich so gestraft?

Montag, 15. Dezember 2008

Ich habe den Tag in einem anderen Krankenhaus verbracht, um Studenten auf der letzten Etappe ihres Medizinstudiums zu prüfen; ich tue einem Professor einen Gefallen, dem ich nur einmal begegnet bin. Es ist ein nicht ganz freiwilliger Gefallen, eher so wie man einem Schnellzug einen Gefallen tun würde, indem man ihm aus dem Weg geht. Außerdem musste ich dafür einen Tag meines kostbaren Jahresurlaubs opfern (was ich gegenüber H unerwähnt lasse). Trotzdem kann ich mich den ganzen Tag hinsetzen, und zur Abwechslung wird einmal nichts Schlimmeres passieren, wenn ich die Augen vom Spielfeld nehme. Nun, vielleicht erhält ein grob fahrlässiger Student seine Zulassung als Arzt – keine große Sache.

Mir fällt die Aufgabe zu, Studenten bei einer Untersuchung der Vagina zu beurteilen. Auf dem Bett liegt eine Art zerstückelte Schaufensterpuppe, vom Rumpf ist nur der Teil von Bauchnabel bis zum Oberschenkelstumpf erhalten.

Sieht aus wie ein grässlich misslungener Zaubertrick, eine schöne Dame in zwei Hälften zu sägen, oder wie das »eiskalte Händchen« aus der Serie *Addams Family*. Ich habe eine Checkliste mit zwanzig Aufgaben, die die Studenten zu erledigen haben, und hake sie auf meiner Liste ab wie bei einer Werkskontrolle. Meine unglückseligen Schützlinge sollen den Dummy wie eine echte Patientin behandeln, also müssen sie sich vorstellen und erklären, wie sie vorgehen werden, um die fünfzehn Häkchen zum Bestehen zu bekommen. Sie müssen die Zustimmung der Patientin einholen, die Hände desinfizieren und Handschuhe überstreifen.

Nur ein Student fiel durch. Er ließ alle einleitenden Maßnahmen und Fragen aus, marschierte schnurstracks auf den Dummy zu und zwängte seine Hand in die Vagina. Ohne Handschuhe.

Ein anderer Student sagte zu dem Dummy: »Lassen Sie es mich wissen, wenn es sich unangenehm anfühlt, Sir.« Ich musste beinahe losprusten, habe es aber eher auf seine Nervosität als auf seine Ungeschicklichkeit zurückgeführt, da er sich sofort etwa dreißig Mal entschuldigte und mich fragte, ob er durchgefallen sei. War er nicht – es gab kein Häkchen für die korrekte Feststellung des Geschlechts beim Patienten.

Etwa fünfzig Studenten, ein paar Liter Kaffee und ein Teller Vanillekekse später sitze ich mit Kevin im Pub.

Kevin ist ein Freund von der Universität, der mir letzte Woche eine SMS geschickt hat, um mir zu sagen, dass er seine Kündigung eingereicht hat und Ende des Jahres seinen Job als Assistenzarzt aufgibt, um seiner eigentlichen Leidenschaft nachzugehen – der Schauspielerei. Meine Antwort fiel ungefähr so aus, als hätte er die Absicht, sich ein riesiges Spinnennetz auf sein Gesicht tätowieren zu lassen. Ich arrangierte ein Treffen, um eine Intervention durchzuführen. »Es wäre toll, wenn es noch vor Weihnachten klappen würde!«, was übersetzt bedeutet: »Nein, lass es, geh nicht. Job kommt vor Glück und Zufriedenheit, erinnere dich …«

Wir treffen uns außerhalb meines Krankenhauses, aber keiner von uns kennt das Viertel wirklich. *Lonely Planet* müsste noch eine Reihe von Reiseführern zu den Scheißgegenden veröffentlichen, wo sich die meisten NHS-Krankenhäuser zu befinden scheinen. Also kehren wir in den erstbesten Pub ein, den wir entdecken, keine hundert Meter von den Drehtüren des Krankenhauses entfernt. Das ist unser erster Fehler: Es ist die Art von Kneipe, in die sich Gangster verirren, weil es ein wenig zu sehr nach Spelunke aussieht. Der Weihnachtszeit wird der Pub mit einer so vagen Andeutung wie möglich gerecht: Die Fenster, die nicht vernagelt sind, wurden mit etwas Schneespray verziert, und einige sonnengebleichte Girlanden, die noch aus der Zeit der *Coronation Street* zu stammen scheinen, schlängeln sich über den Tresen.

Kevin hat absolut kein Interesse an *Pep-Talk* oder Diskussionen über die Vor- und Nachteile seiner bedeutsamen Entscheidung (dumm, aber mutig, schätze ich), also widmen wir uns wichtigeren Dingen, wie betrunken zu werden.*

»Was für Weißwein hast du?«, frage ich so ruhig wie möglich, damit ich nicht versehentlich für einen Polizisten gehalten werde. Die Bardame zeigt mit einem ihrer verbliebenen Finger auf eine kleine Reihe von Chardonnay in Plastikflaschen in einem Kühlschrank; dabei sieht sie mich

---

* Damals noch undenkbar, aber nur zwei Jahre später habe ich selbst dem Arztberuf den Rücken gekehrt, und nicht einmal Chris Hemsworth – nackt und bettelnd – hätte mich überreden können, meine Meinung zu ändern.

an, als wäre ich Prinzessin Margaret höchstpersönlich, die nach einem Brandy Alexander verlangt. Ich bin am falschen Ende des Bittsteller-Verhältnisses, also danke ich ihr nervös, schnappe mir meinen Château Sarsons und Kevins Bier und balanciere beides zu dem Tisch, den Kevin für uns ergattert hat. Ich setze mich hin, und die Gläser machen ein beunruhigendes Quatsch-Geräusch, als ich sie auf dem klebrigen See auf der Tischplatte abstelle.

Ein paar ordentliche Schlucke lauwarmer Batteriesäure später, und ich stoße auf seine Entscheidung an. Die Hälfte der Zeit habe ich damit verbracht, ihn darum zu bitten, mich in seiner ersten Oscar-Rede zu erwähnen, als ein Mann zu uns geschlendert kommt und ein volles Glas Bier auf unseren Tisch stellt. Er erklärt, dass er gerade erst eine Runde bestellt hat, aber sein Kumpel, für den das Bier gedacht war, musste schnell nach Hause. Ob wir es haben möchten? Er rührt das Zeug nicht an. Wir schauen uns den mysteriösen Wohltäter genauer an – wie ein reicher Schnösel à la Daddy Warbucks sieht er nicht gerade aus. Er sieht aus und riecht, als wäre er gerade exhumiert worden, und in modischer Hinsicht scheint er sich am Restehaufen einer Kleiderkammer zu bedienen: zwei verschiedene Schuhe und ein Regenmantel, der genügend Blutflecken aufweist, um das Labor eines CSI-Franchise zu finanzieren. Er sieht, dass wir über unsere Antwort nachdenken, also zwitschert er hinterher: »Keine Sorge, das ist astrein«, was unser ungutes Gefühl nicht gerade verringert.

Kevin wägt die Risiken ab, nimmt aber schließlich dankbar sein Freibier an, und unser Abend geht weiter. Ich sitze so, dass ich die Kneipe im Blick habe, und schaue fasziniert zu, wie sich unser Freund zehn Minuten später einem anderen Tisch nähert und ein weiteres Glas Lager in der Hand schwenkt. Ich weise Kevin sofort darauf hin. Was spielt der Kerl für ein Spiel? Angesichts der giftigen Dämpfe, die sein Höllenmantel ausdünstet, wäre es nur allzu verständlich, wenn seine Freunde nicht mehr als eine Minute in seiner Gesellschaft ertragen könnten. Aber es wäre schon sehr unwahrscheinlich, wenn erneut plötzlich ein Freund nach Hause und sein frisch gezapftes Bier stehen lassen musste. Ist das hier *Versteckte Kamera*?

Kevin rutscht auf seinem Sitz so, dass wir beide im Auge behalten können, was dieser Kerl vorhat; vorsorglich stellt er sein halb getrunkenes Pint erst mal zur Seite. Der Mann schlurft zur Bar und kauft zwei Pints Lager. Er nimmt sie mit an seinen Tisch und trinkt ein Viertel des ersten Bieres, gefolgt von einem Viertel des zweiten. Als Nächstes stellt er beide Gläser unter dem Tisch ab, schaut sich um, beugt sich dann wieder hinunter, als wolle er sich die Schnürsenkel binden, bevor er das erste Glas wieder auf den Tisch stellt, bis zum Rand gefüllt.

Das ist nicht die Art von Pub, in der man dabei erwischt werden möchte, wenn man jemanden anstarrt. Aber nun wählen wir doch eine andere Sitzposition, um noch besser sehen zu können. Unwissenheit kann auch von Vorteil sein, das muss man im Nachhinein schon sagen. Es war nicht sein Schuh, an dem er herumnestelte, sondern sein Hosenbein, das beim Anheben einen Katheterschlauch enthüllte.*

---

* Wenn man auf einen Katheter angewiesen ist, kann man den Urin diskret über einen Beinbeutel aus Plastik sammeln. Am Boden des Beutels befindet sich ein Ventil (ähnlich wie bei Wein im Karton), um den Inhalt in der Toilette zu entleeren. Oder in einem Bierglas.

Er hat – oh Ekel von verficktem Ekel – den Katheterschlauch geöffnet und den Urin in das Bierglas laufen lassen, wodurch wohl das groteskeste Radler der Welt ent-
stand.

Ich reagiere – wenig überraschend – ruhiger als Kevin,
nur wenige Augenblicke bevor er sein kostenloses Pissbier
zurückgehen lässt wie Paris Hilton in Las Vegas auf der
Bühne. Ich frage mich laut, warum der Kerl so etwas
macht, und dann, ob man sich irgendwelche Infektions-
krankheiten durch den »Genuss« von Penner-Urin einfan-
gen kann. Vielleicht eine Art parasitäre Lebensform? Kevin
blieb leider eine Antwort schuldig: Er war viel zu sehr damit beschäftigt, wie ein Roadrunner auf Speed zur Toilette
zu rennen und den Finger in den Hals zu stecken. Nicht
dass sein Würgereflex dessen noch groß bedurfte.

Ich schätze, ich muss beim nächsten Mal genauer sein,
wenn ich H sage, dass ich mit Kevin pieseln gehe.

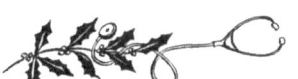

Mittwoch, 17. Dezember 2008

Ich hatte das Pech, Mr Ribbons beim Wichteln auf der
Gyn gezogen zu haben. Nun bin ich gezwungen, einen
Zehner für jemanden auszugeben, der jeden Aspekt meiner Existenz verachtet, von meiner Handschrift bis zu
meinen Krawattenknoten, und den ich – völlig zu Recht,
wie ich finde – im Gegenzug ebenso verachte. Das nervt.

Ich könnte ihm etwas schenken, das er hasst, aber würde es im selben Augenblick wegwerfen, und das wäre alles andere als ein Sieg.

H, vermutlich noch von den Ausdünstungen des Lamettas high, schlägt vor, dass ich etwas Nachdenkliches und Schönes kaufe und so versuchen solle, eine Brücke zu bauen. Ich erkläre, dass die einzige Brücke, die ich bauen möchte, Ribbons einbetonierte Leiche in ihrem Fundament aufweisen muss. Ich möchte etwas finden, das ihn gleichzeitig ärgert und ihn so sehr reizt, dass er eine Art öffentlichen Zusammenbruch erleidet.

»Ist ja gut. Kauf ihm eine Laborratte.«*

Montag, 22. Dezember 2008

Ein paar Kinderkrankenschwestern laufen herum und rekrutieren Freiwillige, die für ein oder zwei Stunden in der *grotto* – einer Art Begegnungsstätte mit dem Weihnachtsmann, wo man auch Wunschzettel abgeben kann – eben jenen für die ambulant betreuten Kinder spielen. Ich bin schockiert, dass sie mich überhaupt fragen; ich bin viel zu jung und zu schlank, um als Weihnachtsmann durchzugehen. Ich würde eher als Küchenchef in einem Zeppelin

---

* Ich habe ihm ein Set Sandelholz-Haarwachs und Pomade gekauft. Er hat eine Glatze.

arbeiten, also rede ich mich raus. »Aber ... ich bin Jude!« Wenn es mir zusätzliche Dienste an Weihnachten einbrockt, kann es mir genauso gut einmal nützlich sein.

»Aber das wissen doch die Kinder nicht«, antwortet die Kinderkrankenschwester und hält inne. »Vorausgesetzt, du hast nicht vor, ihnen deinen Penis zu zeigen?«

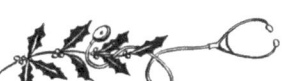

Dienstag, 23. Dezember 2008

»Wie oft haben Sie Sex?«, frage ich das Paar vor mir.*

»Etwa einmal pro Woche«, antwortet der Mann. »Es wäre mehr, aber ich arbeite nachts und habe ein bisschen Ärger mit meinem alten Untermieter.«

Ich bewundere stets aufs Neue das Talent für Wortspiele, das ein Patient plötzlich unter Beweis stellt, wenn es darum geht, seinen Körper oder seine Körperfunktionen zu beschreiben. Das ist definitiv mal neu. Nicht der stinknormale Johnny oder der widerliche »Hier bitte Vorname einsetzen«-Junior oder die Peinlichkeit, einen erwachsenen Mann sagen zu hören: »Vorn unten.« Aber ich bin wie immer Profi und zucke nicht mal mit der Wimper.

---

* Keine unangemessene Frage. Manche Leute scheinen zu glauben, einmal etwas Fummeln im Monat würde ausreichen. (Die Antwort lautet: idealerweise ein oder zwei Mal pro Tag während dem Zeitfenster, in dem die Frau fruchtbar ist.)

»Nun, Sie müssen sich keine Sorgen um Ihren Untermieter machen«, sage ich und bete, dass ein Thesaurus aus dem Regal fällt, damit wir alle wieder Englisch sprechen können. »Schichtarbeit kann den natürlichen Rhythmus des Körpers stören und Erektionsprobleme verursachen.«

Es stellte sich jedoch heraus, dass er *tatsächlich* seinen Untermieter im Erdgeschoss meinte, der tagsüber laute Renovierungsarbeiten im Haus erledigt hat. Deshalb wohnen sie übergangsweise bei seinen Eltern und schlafen auf dem Sofa, was ihre Zeit für Romantik erheblich einschränkt.

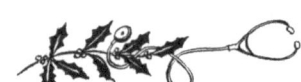

Donnerstag, 25. Dezember 2008

Weihnachten Nummer fünf – ich denke, so langsam komme ich für das Guinnessbuch der Rekorde infrage. H ist bei der Familie: Er hatte den Plan schon gefasst, bevor mein Dienstplan überhaupt ausgehängt wurde.

Mr O'Hare hat Bereitschaft auf der Geburtsstation, sodass er mittags erscheint, wie es die Tradition verlangt, um den Truthahn anzuschneiden – in seiner Freizeitkleidung. Für ihn mögen es durchaus »irgendwelche alten Klamotten« sein, aber für mich ist es die Art von Aufmachung, die ich tragen würde, wenn die Queen mich zum Ritter schlägt. Mit großem Zinnober zelebriert er das Ritual im Personalraum und besteht darauf, dass die OP-Schwester ihm assistiert und ihm das Besteck anreicht (»Gabel bitte,

Schwester.«). Es ist lustig, irgendwie süß anzusehen und sorgt für die dringend benötigte heimelige Atmosphäre.

»Siehst du«, sage ich zu Karen, einer Juniorärztin im zweiten Jahr, die ihren ersten Weihnachtstag Bereitschaft hat, »es macht Spaß hier an Weihnachten – wir sind wie eine große, arbeitende Familie!« Sie ist nicht überzeugt, zieht die Idee einer familiären Familie der arbeitenden Familie vor und fragt mich, ob es einen Bluttest für das Stockholm-Syndrom gibt.

Dank des Anschneiderituals gelingt es, die meist starre Barriere zwischen Chefärzten und dem Rest von uns kurz niederzureißen. Nun, bis zu einem gewissen Grad; wir werden uns nicht gleich Witze via WhatsApp schicken und uns gegenseitig die Haare flechten. Dies ist eine Zeit des guten Willens, natürlich, aber es gibt Grenzen: Wir nennen ihn immer noch »Mr O'Hare« – ihn Gerry zu nennen, wäre in etwa so, wie die Königin mit »Liz« anzusprechen.

Nach dem Truthahn und einigen Minuten recht zwanghaftem Small Talk zieht er mich beiseite und geht mit mir zur Patiententafel der Geburtsstation. Eine Patientin mit sieben Zentimetern Dilatation steht kurz vor einer vaginalen Steißgeburt.*

»Traust du dir das zu?«, fragt er, und ich stimme reflex-

---

* Bei der Mehrheit der Steißgeburten (Beckenendlage) erfolgt ein Kaiserschnitt, der allgemein als die sicherste Geburtsmethode für das Baby gilt. Bei einer Patientin ohne Risikofaktoren und entsprechend erfahrenem Personal sollte die Steißgeburt jedoch immer als Option in Betracht gezogen werden. In seltenen Fällen kommt es vor, dass zwar der Körper, nicht aber der Kopf die Vagina passiert, sodass die Geburtszange zum Einsatz kommt, damit der Kopf ziemlich zackig folgt.

artig zu, also nickt er und geht nach Hause. Ich bin nicht im Geringsten zuversichtlich. Ich habe bisher nur eine einzige Steißgeburt durchgeführt, und die verlief ohne Komplikationen und den Einsatz der Geburtszange. Wenn ich angepiepst werde, um mit Geburtszange ein Baby in Beckenendlage auf die Welt zu bringen, wäre es für mich das erste Mal, und noch dazu ohne jemanden, der mir dabei über die Schulter schaut.

Mein Verstand malt sich sofort das Worst-Case-Szenario aus und spielt den Horrorfilm ab: Für die Familie wird jedes kommende Weihnachtsfest zu einer Tortur – jedes Lied, das sie hören, jeder niedliche Weihnachtsfilm und jede Mince Pie eine Erinnerung an die Zeit, als ein Assistenzarzt es vermasselt hat, anstatt zuzugeben, dass es ihm an Erfahrung mangelte.

Vielleicht hätte ich an einem anderen Tag gegenüber Mr O'Hare anders reagiert. Ich darf nicht einmal seinen Vornamen benutzen. Er wird daran zu schlucken haben wie Soufflé aus Sperma, wenn ich derjenige bin, der ihn an Weihnachten dem Kreis seiner Familie entreißt. Und genau das wird ihm in den Sinn kommen, wenn ich mich als Oberarzt bewerbe und jemand ihn um seine Meinung bittet. »Kay – ich erinnere mich an den Mann. Konnte nicht mal Steißgeburten.« Nicht die tausend Tage, an denen ich länger blieb, oder die tausend Notfälle, die ich allein bewältigte, sondern das eine Mal, als ich eingestehen musste, dass ich überfordert war und um Hilfe bat.

Ich verstecke mich in der Toilette und schaue auf meinem Smartphone nach, wie man den feststeckenden Kopf mit der Geburtszange holt – nicht das erste Mal, dass ich in einer Kabine mit Handy in einer Hand nach Videos suche, aber das erste Mal solcherart Filmchen. Es überrascht nicht, dass es so etwas auf YouTube nicht gibt, aber ich stoße auf eine nützliche PowerPoint-Präsentation. Sie wurde erstellt, um Techniken zu vergleichen, ist aber für mich eine Art medizinisches Äquivalent zu einem allgemeinen Literaturführer.

Ich fühle mich etwas besser vorbereitet ... aber immer noch nicht genug. Ich verbringe eine Stunde damit, je nach Dringlichkeit nach anderen Patientinnen zu sehen, wobei ich mich so fühle, als müsse ich alles wieder erbrechen, was ich in den letzten fünf Jahren gegessen habe. Die Hebammenbetreuerin warnt mich fairerweise vor: In einer halben Stunde werden bei der Steißgeburtpatientin die Wehen einsetzen. Es wird jetzt alles etwas zu real hier. Nach ein paar quälenden Sekunden, in denen ich mir jedes Schreckensszenario ausmale und gegeneinander abwäge, schlucke ich die bittere Pille und rufe Mr O'Hare an. Während sein Handy klingelt, bin ich mir sehr wohl bewusst, dass er weitaus weniger genervt gewesen wäre, wenn ich es gleich zugegeben hätte und nicht erst jetzt, nachdem ich ihn erst den ganzen Weg nach Hause hab fahren lassen, wo er nun an der gedeckten Tafel sitzt und seine Gabel zweifellos über dem ersten Würstchen im Schlafrock kreisen lässt.

Ich bin schon halb durch mit meiner gestotterten Entschuldigung, als Mr O'Hare mir Einhalt gebietet und mir sagt, dass er sich unten in seinem Büro befindet. Ob ich wirklich geglaubt habe, dass er mich mit einem Baby in Beckenendlage auf der Geburtsstation allein ließe? Ich weiß nicht, ob ich erleichtert oder enttäuscht sein soll, aber mir fallen ganze Brocken vom Herzen vor Erleichterung.

Die werdende Mutter fängt an zu pressen, und ich sitze mit Mr O'Hare im Schwesternzimmer und warte darauf, dass uns entweder die Hebamme ruft oder ein Baby schreit. Zum Glück geschieht Letzteres – obwohl es bedeutet, dass ich ihn verfickt noch mal gar nicht hätte anrufen müssen. Ich entschuldige mich dafür, dass ich seine Zeit verschwendet habe, aber er sagt, dass es ihm lieber wäre, tausend Mal für etwas angerufen zu werden, das gut ausgeht, als einmal nicht, und genau dann geht es schief.

»Ich mache den Job dreißig Jahre lang, und manchmal jagt er mir immer noch Angst ein«, vertraut er mir an, und es ist das erste Mal, dass ich einen Chefarzt so etwas sagen höre. Es beruhigt mich, so etwas aus dem Mund des Arztes der Geburtsstation zu hören, der die fähigsten Hände hat. Vielleicht sind wir doch nicht so verschieden (vom Aston Martin mal abgesehen). Ich rechne es ihm hoch an, dass er seine verletzliche Seite gezeigt hat, und möchte gerne glauben, dass es ein bedeutender Moment für uns beide war.

Er steht auf, um zu gehen.

»Frohe Weihnachten, Adam.«

Ich halte inne.

»Frohe Weihnachten, Gerry.«

Er sieht mich an, als hätte ich gerade verkündet, dass ich auf Sex mit Haustieren stehe, und geht weg.

Ich bin so ein Trottel.

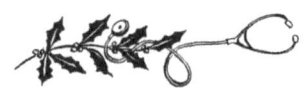

Sonntag, 28. Dezember 2008

Die üblichen Regeln des sozialen Miteinanders scheinen im Krankenhaus nicht zu gelten. Die Kleidung ist anders, das Essen ist anders, die Sprache ist anders, und Briten ist Anstellen unangenehm. Zu sehen, wie jemand anderes drankommt, obwohl du länger gewartet hast, muss frustrierend sein, aber so läuft es nun mal.

Für die Patientin, die die ganze »Ich war hier zuerst«-Laier vor Linnie, der Hebammenbetreuerin, runterbetet, tut es mir leid. Linnie ist wie ein walisischer Terrier, der sich von wem auch immer einen absoluten Scheiß sagen lässt.

»Oh, es tut mir so leid, gute Frau«, antwortet Linnie. »Aber ich vermute, Sie verwechseln meine Geburtsstation mit der Feinkostabteilung.«

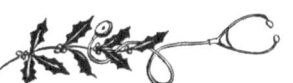

Mittwoch, 31. Dezember 2008

Letzte Nachtschicht. Ich rufe den Juniorarzt an, um zu überprüfen, ob er unten in der Ambulanz nicht in einem Meer von Patienten ersäuft. Es ist nur noch eine Patientin übrig, also biete ich an, sie zu untersuchen und die Ambulanz zu entlasten. »Nichts Großes, sie ist in der sechsten Woche und hat Blutungen«, sagt er mir.

Als ich aufgelegt habe, ärgere ich mich über mich selbst,

dass ich ihn nicht zurechtgewiesen habe – niemand ist nicht einfach irgendwas. Nicht weniger als die Schwangerschaft steht für diese Patientin auf dem Spiel, egal, in der wie vielten Woche sie ist. Ich will ihn zurückrufen, als mir eine Patientin auf den Arm klopft.

»Das gilt auch für *Sie*!« Wie bitte?! Sie verweist auf ein Handyverbotsschild an der Wand, dessen laminierte Ecken so müde und ausgefranst aussehen, wie ich mich fühle. Sie informiert mich darüber, dass Handys die sensiblen medizinischen Geräte stören. Angesichts ihres zur Schau gestellten Ekels könnte man meinen, ich hätte eine Aderpresse um meinen Arm gelegt und würde mir gerade einen Schuss Heroin setzen. Obwohl, bis zum Ende der Schicht will ich nichts ausschließen.

Ich möchte ihr die Wahrheit sagen, dass Mobiltelefone mit einfach verfickt noch mal allem für Interferenzen sorgen, wir aber nur die Schilder aufgehängt haben, damit die Patienten nicht den ganzen Tag herumsitzen und in ihre Handys hineinblöken, womit sie den Rest von uns mit ihren sinnlosen Gesprächen verrückt machen würden. Aber dann würde ich das Geheimnis preisgeben, und außerdem würde dieses Gespräch viel länger dauern, als gut für mein Nervenkostüm wäre; also zaubere ich das sanftmütigste Gesicht aus dem Hut, zu dem ich fähig bin, nuschle eine Entschuldigung und gehe zur Ambulanz.

Patientin EN ist definitiv nicht »nur« eine sechste Woche. An ihren ramponierten Gesichtern und roten Augen kann ich erkennen, dass sie und ihr Mann geweint haben – womit sie nur aufgehört haben, weil ihnen die Tränen und die Kraft ausgegangen sind. Sie sind beide Anfang 30, dies ist ihr vierter Versuch einer künstlichen Befruchtung und derjenige, der am weitesten fortgeschritten ist. Ich möchte ihnen sagen, dass sie Glück haben, in einem Gebiet zu leben, das die ersten drei Versuche auf Kosten des NHS anbietet – ein paar Kilometer südlich heißt es nach dem ersten Versuch: Tschüss! Aber wenn es bereits drei Mal nicht geklappt hat, haben sie bereits drei Mal die ganze Tortur durchgemacht. Sie haben jeden Cent, den sie eigentlich für eine Anzahlung auf ein Haus gespart hatten, in diesen vierten Versuch gesteckt. Alle ihre Jetons hat sie auf Zahl gesetzt, sowohl finanziell als auch emotional, und hier komme ich, der Croupier, der sie einkassieren wird.

Ich mache einen Ultraschall und sage ihnen, dass die Gebärmutter leer ist und die Blutung zu meinem großen Bedauern das Ende der Schwangerschaft bedeutet.

Ihre Verzweiflung ist herzzerreißend. »Aber wir hatten vor einer Woche einen unauffälligen Ultraschall. Können Sie die Untersuchung noch mal wiederholen? Vielleicht haben Sie etwas übersehen?« Ich weiß, dass ich nichts übersehen habe, aber die Patientin sitzt genau vor mir und fleht mich um einen letzten Hoffnungsschimmer an. Ihre Augen suchen die meinen, der Mann stocksteif neben ihr und zu verängstigt etwas zu sagen, falls damit das Undenkbare wahr werden würde. Ich wiederhole den Ultraschall, schaue mir ihren Bauch noch einmal an, reiche ihr ein Papiertuch, damit sie sich das Gel abwischen kann, und schüttele den Kopf.

Inmitten der Trauer sucht sie nach Antworten und Erklärungen. Sie fragt, ob irgendeine Möglichkeit bestehe, dass die Untersuchung letzte Woche den Abort verursacht haben könnte? Ich weiß, was sie will. Sie will, dass ich ihre Vermutung bestätige – sie braucht einen Grund, etwas, das sie anders machen könnten, wenn es ein nächstes Mal geben würde. Aber ich kann ihr keinen liefern.

Ich spreche über die nächsten Schritte. Es ist eine Rede, die ich so oft gehalten habe, dass ich mich nicht zurückhalte, bevor ich sage: »Es gibt keinen Grund, warum sie es nicht noch einmal versuchen können.« Aber es gibt ihn, nicht wahr? Es sei denn, sie gewinnen im Lotto. Die Welt, in der wie leben, ist eine Lotterie. Zu richtigen Zeit am richtigen Ort, Glück zeigt sich auf vielerlei Art – aber ihres ist wahrscheinlich in diesem Moment aufgebraucht.

Plötzlich Lärm von der anderen Seite des blauen Vorhangs – Geräusche von vielen Menschen, allgemeines Durcheinander. Jemand hat den Fernseher lauter gestellt. Ich erkenne noch vor meiner Patientin, was jetzt gleich kommt, und rüste mich, um ihr emotional eine Stütze sein zu können. *Fünf!*, schreit der Fernseher. *Vier!* Jeder in der Ambulanz fällt ein, jetzt lauter. *Drei! Zwei! Eins!* Jubel, Gekreische, Luftschlagen, Tröten, Füße stampfen. *Auld Lang Syne.*

»Es tut mir leid«, sage ich. Über den Lärm, über ihr Baby, über die künstliche Befruchtung, über andere Menschen, die glücklich sind. »Es tut mir so leid.«

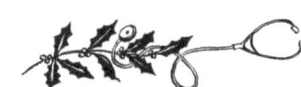

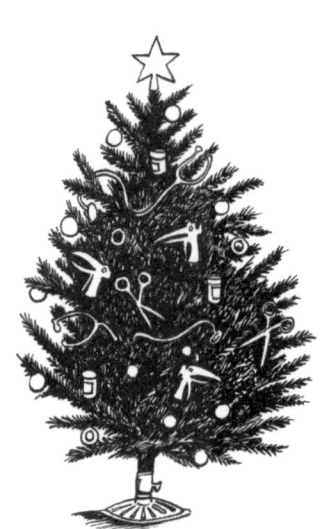

Sechstes Weihnachten

Der Sicherheitsdienst zieht erneut in die Schlacht.

Allen ein frohes Fest und allen gut' Nacht.

Dienstag, 15. Dezember 2009

War Papa bei meiner Geburt dabei, Mami?

Nein, war er nicht, Baby-das-Adam-soeben-zur-Welt-gebracht-hat. Weißt du, Mami bekam die Wehen, während Papa auf einer Weihnachtsfeier war.

Also hat er es nicht rechtzeitig ins Krankenhaus geschafft?

Doch, Liebling, er hat es noch rechtzeitig geschafft, war aber so betrunken, dass er seinen Schwanz herausholte, als der Arzt die Geburtszange angesetzt hat. Sie mussten den Sicherheitsdienst rufen, um ihn rauszuschmeißen.

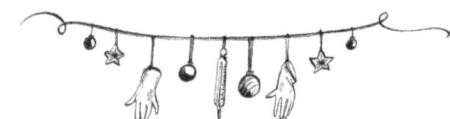

Mittwoch, 16. Dezember 2009

H war wirklich überrascht, dass ich es rechtzeitig zum Start von *A Christmas Carol* ins Theater geschafft habe, wahrscheinlich weil ich wegen permanenter Überstunden die erste Hälfte von fast jedem anderen Stück, das wir dieses Jahr besucht haben, verpasst hatte. Leider bin ich sofort eingeschlafen, sobald wir unsere Sitze im Parkett eingenommen haben. Nach acht Diensten auf der Geburtsstation in Folge hat mein Gehirn den Notstand ausgerufen und jeden weiteren Gedanken mit einer Ausgangssperre unterboten.

H stieß mich noch ein paar Mal, wenn ich weggenickt bin, bevor der Herr zu meiner Linken übernahm. Ich mache vielleicht doch nicht so wenig Schlafgeräusche, wie ich angenommen hatte. Da wir die mörderischen Gelüste der anderen Theatergäste in unserem unmittelbaren Umkreis spürten, machten wir uns in der Pause auf den Heimweg, um sie nicht weiter zu stören. Trotzdem, zur Abwechslung mal etwas Neues, die zweite Hälfte eines Theaterstücks zu verpassen.

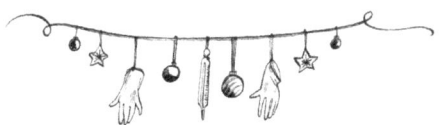

Samstag, 19. Dezember 2009

Dieser Job sorgt dafür, dass ich wirklich den Abschnitt »Sonstige Fähigkeiten« meines Lebenslaufs ständig erweitere – neben *Sozialarbeiter* und *Putzkraft* kommt heute auch noch *Richter* dazu. Zusammen mit Hebamme Georgette und Prof. Pruitt (einem netten Chefarzt aus Australien, der sich auf der Geburtsstation in etwa mit derselben Häufigkeit blicken lässt wie der Komet Halley) besprechen nur wir drei den Fall der Patientin DG.

Die Angeklagte lag seit drei Wochen mit Plazenta praevia major auf der Pränatalstation, der Zustand der Vagina musste ständig kontrolliert werden.*

---

* Placenta praevia bedeutet, dass die Plazenta – der Mutterkuchen – zu tief liegt und im Weg ist. *Major* ist der schwerste Typ, bei dem sie direkt

Mit ein bisschen Daumendrücken wird sich in den nächsten fünf Wochen nichts allzu Dramatisches tun. Dann ist das Baby fast vollständig entwickelt, und wir können unter kontrollierten Bedingungen einen Kaiserschnitt durchführen. Es werden permanent vier Beutel Universalspenderblut für sie auf der Geburtsstation vorrätig gelagert, wenn es plötzlich ganz schnell gehen und wir das Baby sofort holen müssen. Sie sitzt praktisch mit einer scharfen Handgranate in der Ecke einer Gefängniszelle.

Die Beschwerdeführerin, Patientin TW, hat mir mitgeteilt, dass die Angeklagte ein florierendes »Weihnachtskartengeschäft« von ihrem Bett aus betreibt. Sie zeichnet »kitschige Karten« und verscherbelt sie an andere Patienten, um einer »nicht näher bekannten Wohltätigkeitsorganisation« zu helfen. »Es ist nicht das, wofür der NHS erfunden wurde, oder?«, fragt die Beschwerdeführerin.

Sie reagiert auf mein »Und …?«, als hätte ich ihr Terpentin in den Tee gekippt, also verspreche ich wegen Fehlens eines formal eingesetzten Ombudsmanns mit meinem Chefarzt zu sprechen – auch wenn ich vermute, dass die Patientin es lieber sähe, wenn ich wegen Befehlsverweigerung augenblicklich unehrenhaft entlassen werden würde.

Fairerweise muss man sagen, dass die Karten nicht von höchster Qualität sind, sie ähneln eher Zeichnungen, die ein Kind von der Schule mit nach Hause bringt und die

---

über dem Gebärmutterhals sitzt, sodass das Baby über den Notausgang zur Welt gebracht werden muss. Wegen des Risikos schwerer Blutungen werden Patientinnen mit wiederkehrenden Symptomen oft zu ihrer eigenen Sicherheit auf Station aufgenommen und genießen hoffentlich eine langweilige, ereignislose Zeit, bis das Baby weit genug ist, um geholt zu werden.

man klammheimlich im Gelben Sack verschwinden lässt, anstatt sie mit Magneten am SMEG zu befestigen.

Unser Spitzel irrt jedoch darüber, dass die Wohltätigkeitsorganisation nicht näher bekannt ist: Sie wird auf der Rückseite der Karten erwähnt, und die Beklagte bewahrt das gesamte Geld, das sie eingesammelt hat (£ 30) und sofort nach Entlassung spenden will, in einem Umschlag auf. Ob sie ihr Versprechen einhält, können wir nicht garantieren, aber sollte sie tatsächlich betrügen, bezweifle ich, dass es sagen wir Matlock arg viel Kopfzerbrechen bereiten würde, sie rauszupauken.

Unser Urteil ist einstimmig: Die Angeklagte ist von allen Anklagepunkten freizusprechen. Sie ist über Weihnachten im Krankenhaus eingesperrt, und wenn sie sich gerade einmal nicht langweilt, macht sie sich wahrscheinlich Sorgen um die tickende Zeitbombe in ihrer Gebärmutter. Sie tut nebenher etwas Gutes, um sich zu beschäftigen.

Wir kommen auf andere Patienten mit großem Tatendrang zu sprechen. Professor Pruitt erklärt uns, dass er und seine Belegschaft einmal – es war noch während seiner Zeit als Juniorarzt – dahinterkamen, wie eine der pränatalen Patientinnen in ihrem abgetrennten Bereich im Zimmer männlichen Patienten Blowjobs gab – anscheinend zu fairen Konditionen.

»Was hast du unternommen?!«, fragen Georgette und ich unisono.

»Ich glaube, wir haben ihr ein separates Zimmer gegeben.« Als er unsere Münder registriert, offen wie ein Scheunentor, fügt er hinzu: »Das war natürlich damals in Australien.«

Das erklärt natürlich alles.

Sonntag, 20. Dezember 2009

Mit Schulfreunden unterwegs, um wie jedes Jahr an Weihnachten was trinken zu gehen. Nun, jedes Jahr für sie. Die Tatsache, dass ich keinen Dienst habe, registrieren sie nicht mit so etwas wie Überraschung; es ist eher so, als spielten wir in einem Horrorfilm mit und ich wäre fünf Jahre zuvor bei einem Brand gestorben.*

Alle scheinen sich überschwänglich zu freuen, mich zu sehen. Ich schulde ihnen kein Geld, vielleicht haben sie sich nach all den Jahren endlich für meine ekelhaften Anekdoten erwärmen können?

Oh nein, das ist es nicht. Jetzt sind wir Ende zwanzig, da geht es nur noch um die berufliche Qualifikation. Jeder beginnt sich fortzupflanzen, und für sie stelle ich eine wandelnde Ein-Mann-Pränatalklinik dar. Sie stehen förmlich Schlange, um mir Fragen zu stellen. »Ich habe gelesen,

---

* Bei der Abschlussfeier an der Uni vergessen sie zu erwähnen, welche großen Auswirkungen das weitere Dasein als Arzt auf dein gesellschaftliches Leben haben wird. Es geht nicht nur darum, viele Dinge wegen des Dienstplans zu verpassen. Es ist mehr so wie: 17 Uhr, Dienstende, und eine Patientin auf Geburtsstation hat plötzlich Blutungen; dann bleibst du da und behandelst sie. Es gibt niemanden, der für dich übernehmen kann, also hast du am Ende ein paar Stunden später Dienstschluss. Das bedeutet, dass du regelmäßig Leuten textest, um in letzter Minute ein Treffen auf ein paar Drinks oder ein Abendessen abzusagen. Wenn du derselben Person zum dritten Mal absagst, dann bist du der »Freund mit dem schuppigen Haar«, dann wirst du nicht mehr eingeladen. Dein soziales Umfeld wird sehenden Auges immer kleiner, wie von missgünstiger Zauberhand.

dass meine Frau es vermeiden soll, unter Stromkabeln durchzulaufen, da sich sonst die Nabelschnur um den Hals des Babys wickeln könnte.* »Gibt es eine vegane Alternative zum Stillen?«**

Jack fragt mich, was ich von 5D-Scans (!) halte – er und seine Frau denken darüber nach, »privat, also auf eigene Kosten einen durchführen zu lassen«. Sie rätseln darüber, ob so ein Scan sein Geld wert ist. Grundsätzlich gilt: Ist die Frage, ob eine medizinische Leistung »sein Geld wert« ist, nicht eindeutig mit einem Ja zu beantworten, dann ist sie das in der Regel nicht – es sei denn, es handelt sich um eine Pionierleistung, wie einen abgetrennten Kopf wieder am Rumpf anzunähen. Aber niemand will hören, wie ich mich aus unangenehmen Fragen oberschlau herauswinde. Stattdessen bekenne ich, dass ich nicht wirklich genug darüber wisse, frage mich aber laut, wie der private Sektor innerhalb der Medizin es geschafft hat, zwei zusätzliche Dimensionen anzubieten.

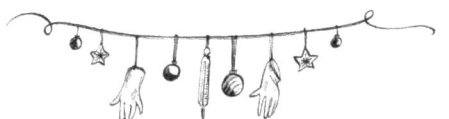

---

* What the fuck?
** Auch hier: *What the fuck?* Stillen ist mit Sicherheit die natürlichste Sache der Welt, oder? Und – abgesehen von eingerissenen Brustwarzen – werden keine Tiere verletzt. Außerdem: Die einzige Nahrungsquelle dieses Babys im Mutterleib war Blut, nicht gerade ein besonders veganer Start ins Leben.

Montag, 21. Dezember 2009

Ich schenke meinem Pager den gleichen hoffnungsvollen Blick wie der Wohnungstür, wenn ich auf ein Paket warte, aber dringend aus dem Haus muss. Stille. Ausgerechnet heute: nichts. Aber sicher wartet die Geburtsstation noch mit einem ihrer üblichen und sehr zeitaufwendigen 20-Uhr-Notfälle auf, damit ich eine Ausrede parat habe, nicht am gefürchteten *Christmas Ball* teilnehmen zu müssen.

Der Begriff »Ball« ist schon wirklich sehr hochtrabend – die Met Gala ist es nicht gerade. Diese jährliche Tradition des Dominikanerhospitals findet in einem schmierigen, fensterlosen und funktionalen Kellerraum eines Zwei-Sterne-Hotels statt. H hat es mit den Worten »unter gar keinen Umständen, niemals, *no way*« abgelehnt, mich zu begleiten. Also werde ich allein gehen oder doch noch im Krankenhaus festgehalten, sofern die Sterne günstig stehen (vorausgesetzt, sie sind nicht zu sehr damit beschäftigt, den Heiligen Drei Königen den Weg nach Bethlehem zu weisen).

Aber leider bleiben meine Gebete unbeantwortet. Man hätte denken können, dass Gott dem Novum eines Menschen mit dem verzweifelten Wunsch nach einem medizinischen Notfall offen gegenübergestanden hätte; meist betteln die Menschen ja um das genaue Gegenteil. Ich trotte in die Umkleidekabine, schlüpfe in meine zusammengeschusterte »fesche Kleidung«: ein zunehmend enger sitzender, aber noch halbwegs anständiger Anzug in Schwarz, der irgendwie seit der Universität überlebt hat, und ein weißes Hemd, dessen Flecken unsichtbar bleiben, sofern ich meinen Blazer anbehalte. Dazu das *pièce de disgustance*, meine mir treue Dienste leistende Weihnachtskrawatte. Die Kanten sind völlig abgeratzt, und der arme Rudolph sieht aus, als könnte er ein paar Wochen Erholung in dem Spa Champneys vertragen. Ich drücke seine Nase in dem Glauben, seine Batterie sei langlebig. Aber während meine TV-Fernbedienung jede zweite Woche neue Batterien braucht, scheint dieser Wichser ein halbes Jahrzehnt durchzuhalten. Seine Tage sind aber in jedem Fall gezählt – das Geräusch, das die Krawatte macht, ist nicht sofort als *Jingle Bells* zu erkennen, sondern gleicht eher einem tiefen, langgezogenen, dröhnenden Hupen, wie ein Tubaspieler, der langsam im Meer untergeht. Ich greife nach einem Fadenziehmesser und erlöse das verdammte Ding aus seinem Elend. Mir wird hingegen keine Gnade gewährt: Mein obligatorisches Unterhaltungsvergnügen wartet.

Die Weihnachtsfeier ist – nach allen objektiv anlegbaren Maßstäben – natürlich schrecklich. Wir werden begrüßt – ich verwende diesen Begriff eher mit Vorsicht, denn trotz ihrer Verkleidung als Weihnachtselfen hat das Personal einen Gesichtsausdruck drauf, der normalerweise für eine Wurzelbehandlung reserviert ist – mit einer Champagnerflöte aus Plastik, befüllt mit lauwarmem Billo-Sekt.

Zum Abendessen wird eine Vorspeise gereicht, die vermutlich in einem früheren Leben einmal ein Mozzarella war, zusammen mit schlaffen, geriatrischen Salatblättern aus dem Supermarkt: Leberversagen auf einem Teller. Da ich es versäumt habe, mir einen vegetarischen Hauptgang vorzubestellen, erhalte ich von der nächstverfügbaren

Weihnachtselfe ein »Ich werde sehen, was ich machen kann«, das so überzeugend klingt wie ein »Du siehst toll aus!« von einem Exfreund. Schlussendlich wird mir die Vorspeise serviert, zum zweiten Mal. Dann gibt es noch ein Dessert aus Schokoladenschlamm, das so furchtbar ist, dass ich den Raum auf der Suche nach dem dafür verantwortlichen Hund scanne.

Während der kaffeefarbenen Plörre beim Nachgang werden wir mit einer dreißigminütigen Rede des Ärztlichen Leiters verwöhnt, die nur geringfügig spannender ist als der Vortrag, den er im letzten Monat über Polypharmakologie bei älteren Menschen gehalten hat. Den Abschluss bildet eine Céilí-Band (Der Grund? Wären wir noch weiter von Schottland entfernt, wären wir im Meer).

Trotz meines Scroogings* zu Beginn ist es eigentlich ein ganz netter Abend, in der Summe seiner Bestandteile eigentlich ein Wunder. Ich spreche mit meinen Arzt-, Krankenschwester- und Hebammenkollegen – und nicht nur, um medizinische Informationen auszutauschen. Sie sind heute Abend so anders als sonst, was nicht nur an den Smokings und Abendkleidern liegt. Sie sind Duplikate ihres normalen Selbst – nur lebendiger, lustiger, menschlicher. Sobald wir unsere Berufskleidung übergestreift haben, werden wir eindeutig Teil eines Rollenspiels. Ich weiß, dass ich sie vorher nicht wirklich als Menschen betrachtet habe – mit einem eigenen Leben

---

* Anmerkung des Übersetzers: Unter »Scrooging« versteht man im englischen Sprachraum die Unart, mit seinem Partner kurz vor dem Fest Schluss zu machen, um sich die Ausgaben für Weihnachtsgeschenke zu sparen.

und Interessen und einem Sinn für Humor –, und habe ein schlechtes Gewissen, weil ich angenommen hatte, ich wäre der Einzige mit so etwas wie einer Persönlichkeit. Zumal mich genau diese Einstellung über die anderen Teilnehmer an diesem Spiel frustriert – die Patients und die Politiker, die stets vergessen, dass wir auch nur Menschen sind.

»Wir sollten öfter mal was zusammen machen«, sage ich zu einer der Gyn-Schwestern und stoße mit ihr an. Ich meine es wirklich ernst, aber wir beide kennen die Wahrheit: fehlende Freizeit. Dafür wird die Arbeit schon sorgen.

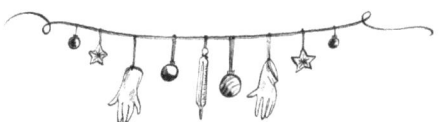

Mittwoch, 23. Dezember 2009

Zu dieser Jahreszeit wimmelt das Krankenhaus immer von Vertretungsärzten. Mit so vielen neuen Gesichtern auf der Geburtsstation ist es ein wenig wie Russisch Roulette, bei dem der Lauf der Waffe auf die nass geschwitzten Schläfen der Patienten gerichtet ist. Haben sie ihre Erfahrung von fünf Jahren im medizinischen Bereich überbewertet, in der Hoffnung, mit dem Bluff und der maximalen Zusatzvergütung an Weihnachten davonzukommen, während ich am Ende die Arbeit für zwei erledige, um das Leben der Mütter und Babys auf Station zu erhalten? Oder wird mir ein lächerlich erfahrener Gynäkologie-Chefarzt zugeteilt,* sodass ich meine Schicht damit verbringe, Tee zu trinken und trashige Zeitschriften im Schwesternzimmer zu lesen, mit Schlagzeilen wie »Ende einer Schlittenfahrt: Santa überfuhr meinen Mann« und »Meine Tochter ist ein Minotaurus«.

Heather, die Juniorärztin im zweiten Jahr, die gerade im Begriff ist zu gehen, stupst mich an und weist auf eine Gestalt hin, die gerade den Krankenhauskorridor auf uns zukommt. »Ganz schlechtes Zeichen.«

»Was meinst du?«, frage ich.

Sie zeigt auf den Kerl, der sich in unsere Richtung bewegt und einen Schlüsselanhänger der Agentur in der Hand hält, die Vertretungsärzte vermittelt. »Schuhe mit Klettverschluss. Kann nicht mal eine Schleife binden.«

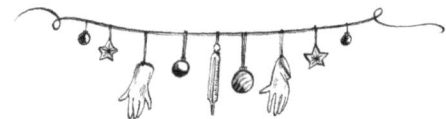

* Dank der Behandlung, die das britische Gesundheitssystem im Ausland ausgebildeten Ärzten angedeihen lässt, und der endlosen Knüppel, die eben jenen zwischen die Beine geworfen werden, um hier einen anständigen Job zu bekommen, ist das gar nicht so selten der Fall, wie man vielleicht annehmen könnte. Das System ist bestenfalls pflichteifrig und schlimmstenfalls fremdenfeindlich.

130

Freitag, 25. Dezember 2009

Es gibt Dienste, bei denen viel zu tun ist, dann solche, wo sehr viel zu tun ist, und dann die apokalyptischen, mörderischen, bei denen man gerne mit dem Truthahn tauschen möchte, der gerade im Backofen auf Stufe 4 vor sich hin köchelt.

Das Ende der Schicht ist noch nicht einmal in Reichweite, und erst als ich Patientin GA in ihrem schrägen Weihnachtspullover treffe, erinnere ich mich wieder an den heutigen Tag; es fühlt sich an, als würde man aus dem Kino kommen, und es ist draußen noch helllichter Tag oder als würde man wieder aus einem über 30 Jahre andauernden Koma erwachen.

»Wo arbeitest du?«, frage ich, denn anhand der Patientenakte hab ich erkannt, dass sie Kinderkrankenschwester ist. Sie erzählt es mir, und es stellt sich heraus, dass ich dort einmal innerhalb meines Medizinstudiums tätig war, also tauschen wir Geschichten über das verrückte Paternoster-Liftsystem aus.*

---

* Dies ist ein bizarrer und antiquierter Aufzug, der über keine Türen verfügt und dessen Kabinen kreisförmig die Stockwerke abklappern, so wie ein Skilift oder ein Drehtoaster, den man vom Frühstücksbüfett in Hotels kennt. Wenn man an der Etage angekommen nicht rechtzeitig hinausspringt, ist man dazu verdammt weiterzufahren, bis man durch ein unheimliches pechschwarzes, schreckliches Dachgestühl fährt, das außerhalb der linearen Zeitrechnung zu existieren scheint – bevor die Kabine ihre Fahrt fortsetzt und wieder nach unten fährt. Wenn du dort oben im Nichts bist, kommt ganz generell das Bedürfnis auf zu beten, damit du es sicher zurückschaffst: »Unser Vater im Himmel …« – oder *pater noster* auf Lateinisch.

Sie ist in der 28. Woche, beklagt sich über Unterleibsschmerzen und ist in Begleitung ihrer Mutter erschienen. Ich untersuche sie und schließe sie an den Wehenschreiber an, während ihre Mutter rausgeht und das tut, was ich wahrscheinlich vor vier Stunden hätte tun sollen – nach Hause telefonieren und jedem frohe Weihnachten wünschen. Sobald die zukünftige Großmutter außer Sichtweite ist, lehnt sich Patientin GA vor und flüstert verschwörerisch, als wolle sie mir sagen, sie sei in Wirklichkeit gar nicht schwanger.

»Ich habe seit Juli nicht mehr gearbeitet«, gesteht sie, und ich hebe eine Augenbraue. »Es wurde einfach zu *busy*, zu stressig, zu schrecklich. Seitdem habe ich überhaupt nicht mehr als Krankenschwester gearbeitet, aber ich traue mich nicht, es meinen Eltern zu sagen.« Ich kann es absolut nachvollziehen. Es ist eine Kombination aus Scham und dem Gefühl, gescheitert zu sein sowie eine Pflichtverletzung begangen zu haben; die Menschen zu enttäuschen, die so viel in deine Karriere investiert haben.

»*Darum* bin ich nicht schwanger geworden, aber es gibt mir etwas Zeit, um herauszufinden, was ich als Nächstes tun werde …« Sie spitzt die Ohren. Vertraute Schritte, die näher kommen. »Ich werde ihnen nur sagen, dass ich mich entschieden habe, nach dem Mutterschaftsurlaub nicht mehr in den Job zurückzukehren.«

Ihre Mutter kommt zurück ans Bett mit der Nachricht, wer im Monopoly gewonnen hat und dass Brian mit dem grauenhaften Verkehr auf der M4 zu kämpfen hatte. Wir hingegen zucken zusammen, als ob uns gerade ein Lehrer bei etwas Verbotenem erwischt hätte. Der Schmerz hat sich gelegt, und das CTG ist normal, also schicke ich sie nach Hause.

Ich selbst fahre auch nach Hause, fünf Stunden später und zwei Stunden *zu* spät, besudelt mit Flüssigkeiten, die den Gästen in sehr speziellen Fetischclubs in Berlin das Geld aus der Tasche ziehen würde. Ich bin so müde, dass ich mir wünsche, ich hätte etwas chirurgisches Nahtmaterial dabei, um die Augenlider mit Nadel und Faden zu fixieren. Und trotz alledem habe ich immer noch ein Lächeln im Gesicht; ich habe heute sechs gesunde Babys von sechs gesunden Müttern zur Welt gebracht. Der Job gibt einem immer noch viel zurück, obwohl er dir unglaublich viel abverlangt: die Weihnachtsfeiertage, das gesellschaftliche Leben, die Familie. Ich frage mich, was ich *meinen* Eltern sagen würde, wenn ich jemals aufhören würde. Wahrscheinlich nichts. Wo bekäme ich sonst eine so absolut wasserdichte Ausrede her, Weihnachten nicht mit ihnen verbringen zu müssen? Der Armee beitreten?*

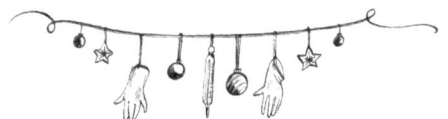

---

* Als ich meinen Job an den Nagel hing, sagte ich es tatsächlich meinen Eltern – nicht sofort, aber innerhalb weniger Wochen. Fairerweise muss ich zugeben, dass ich im Allgemeinen nicht viel öfter mit ihnen spreche, ich gehöre nicht zu den Kardashians. Aber ich habe ihnen nicht gesagt, *warum* ich aufgehört habe – dass ich einfach nicht mit dem Job klarkam. Ich habe ihnen vorgespielt, dass es mir nach Beendigung meiner Beziehung wirklich gut ging, ich aber diesen neuen Umstand als Katalysator betrachtete, um endlich meinen Traum in die Tat umzusetzen und Schriftsteller zu werden. Sie guckten mich an, als hätte ich gerade angekündigt, dass ich nach Alpha Centauri ziehen würde, um Schals aus Weltraumstaub zu stricken.

Mittwoch, 30. Dezember 2008

»Und wie heißt du?« Ich frage die Zehnjährige, die ihre Mutter in die Geburtsklinik begleitet.

»Spira«, sagt sie.

»Das ist ein schöner Name«, antworte ich, meine kommunikativen Fähigkeiten in Bezug auf Kinder sind immer noch unübertroffen. Ich werde als Nächstes fragen, wer ihr Lieblingsmitglied von ABBA ist oder ob sie zu Weihnachten einen Kreisel geschenkt bekommen hat.

»Es liegt daran, dass ich mit ihr schwanger wurde, als ich eine Spirale hatte«, informiert ihre Mutter alle Anwesenden im Raum, laut genug, um bei einem Elefanten in der Serengeti die Wehen auszulösen.

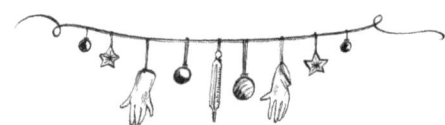

Donnerstag, 31. Dezember 2008

Ich bin kein großer Fan von verordneter Fröhlichkeit, und bei den seltenen Partys, die mir mein Dienstplan zugesteht, denke ich mir meist irgendeine Ausrede aus, um früher gehen zu können. Aber wenn es darum geht, vor Mitternacht am Silvesterabend zu entkommen, bleiben nicht viele übrig, doch Patientin CW toppt alles und liefert mir einen hieb- und stichfesten Grund: Ihre Wehen haben eingesetzt. Sie bekommt Zwillinge und ist für einen geplanten Kaiserschnitt nächste Woche vorgesehen. Aber es scheint, dass ihre Babys es darauf angesetzt haben, das Licht der Welt zu erblicken, bevor das letzte Glas Champagner geleert worden ist.

Sie schnauft und stöhnt, aber sie ist nur ein paar Zentimeter geweitet, also erkläre ich, dass es keine große Eile hat. Wir werden irgendwann heute Nacht den Kaiserschnitt machen.

»Es könnte also *irgendwann* heute Abend so weit sein?«, fragt ihr Mann.

Ich sage, dass es davon abhängt, wie viel heute noch auf der Geburtsstation los ist, und wir müssen gewährleisten, dass es für das Team der Kinderärzte und den Anästhesisten passt – aber zum Zeitpunkt der Wehen ist es auf der Geburtsstation eher ruhig. Er sieht mich verstohlen an, als wolle er mir etwas Gras vor der U-Bahn-Station Camden Town verkaufen, und fragt, ob die Babys um Mitternacht geholt werden könnten. Es ist noch ein paar Stunden bis dahin, also sage ich ihm, dass es nicht unmöglich ist. Er setzt wieder diesen konspirativen Blick auf. Plant er, seine Kinder zu essen?

»Technisch gesehen«, fragt er, »ist es möglich, dass Sie das eine kurz vor Mitternacht und das andere kurz danach holen, sodass sie in verschiedenen Jahren geboren werden würden?«

Er sieht zu seiner Frau, um ihre Meinung einzuholen, und sie ist der Auffassung, dass es die beste Idee aller Zeiten ist. Das liegt daran, dass es die *tatsächlich* beste Idee aller Zeiten ist. Wie kann ich nicht Feuer und Flamme sein? So viel mir der Job auch zurückgibt, ich bin nicht immun gegen die aufregende Aussicht, in einer Lokalzeitung als Geburtshelfer erwähnt zu werden, der die herrschenden Vorstellungen von der Zeit durchlässig gemacht hat. Näher werde ich dem Ruhm wahrscheinlich niemals kommen: Ich werde nie bei *Big Brother* mitmachen. Wenn ich verschwitzte Schlafsäle mit Leuten teilen wollte, die vom geistigen Level ungefähr zwölf Jahre alt sind, wäre ich Pfadfinderführer geworden.

Also, warum nicht? Die CTGs beider Babys sind völlig normal, die Wehen sind auch nicht zu dramatisch, sodass ich keine negativen Auswirkungen auf die Patientin, die Babys oder meine Zulassung als Arzt erkennen kann – nur die beste Anekdote in der Geschichte der Welt, neben Zwillingen, die den Rest ihres Lebens damit verbringen werden zu erklären, warum sie in verschiedenen Jahren geboren wurden.

Ich setze mich mit dem Anästhesisten und dem OP-Personal in Verbindung, um die werdende Mutter um halb zwölf in den OP zu bringen – genug Zeit für die Spinalanästhesie, sodass ich die Babys genau aufs Stichwort holen kann. Mir bleibt genügend Puffer; ich kann ein Baby in weniger als einer Minute mit Notfallkaiserschnitt holen, oder ebenso gut die fünfzehnminütige, landschaftlich wertvolle Route nehmen und jedes winzige Blutgefäß kauterisieren, sodass kaum ein Tropfen Blut fließen wird.

Das Spiel beginnt. Im Kopf formuliere ich bereits mein Statement für die Presse und entscheide, wie ich für den Fotografen posieren soll. Habe ich überhaupt eine Schokoladenseite? Soll ich ihn bitten, meine dunklen Ringe unter den Augen zu photoshoppen oder sollen sie für das authentische Bild eines »müden, aber tapferen Arzt« stehen?

Ich hatte jedoch vergessen, dass auf einer Geburtsstation nie etwas nach Plan läuft. Sie sollten das ins Lateinische übersetzen, es zum Leitspruch des *Royal College of Obstetricians and Gynecologists* machen und es über jede Entbindungsstation in Stein einmeißeln. Du kannst nicht einmal mit Garantie sagen, ob während des Dienstes Zeit fürs Scheißhaus oder ein Sandwich bleibt. Also weiß ich nicht, warum ich dachte, dass es tatsächlich klappen könnte. Eine postnatale Nachblutung auf Station, eine Saugglocke in Zimmer vier und der Freund einer Patientin in Zimmer neun mit einer Miktionssynkope.* Es war halb eins, als ich die kleinen Bastarde auf die Welt holte.

Vielleicht nächstes Jahr – ich brauche sicherlich keinen Hellseher, der mir sagt, dass ich dann arbeiten werde.**

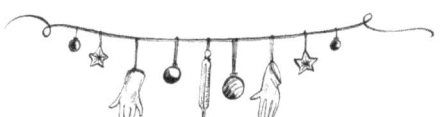

---

* Beim Pinkeln ohnmächtig zu werden, kommt bei Männern überraschend häufig vor und ist normalerweise kein Grund zur Sorge. Es gibt viele Kerle, die auf einem Toilettenboden aufwachen (die Stirn mit einer Villeroy-und-Boch-förmigen Delle verziert) und sich fragen, warum ihr Schwanz heraushängt, Brieftasche und Autoschlüssel aber noch da sind. Siehe auch: koitale Cephalgie. Der Sexualkopfschmerz tritt an die Stelle des Orgasmus und lässt die Patienten glauben, sie hätten ein Aneurysma.
** Aber ich war nicht arbeiten. Das folgende Jahr zeigte mir, wo meine Grenzen liegen, und hat mich weit darüber hinaus auf die Probe gestellt. Bis zum nächsten Weihnachten hatte ich mich bereits dazu entschlossen, dem Arztberuf den Rücken zu kehren.

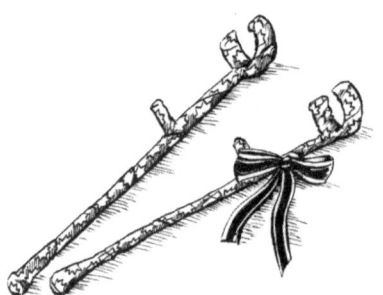

Ein letztes Weihnachten

Es gibt immer etwas, das man bemängeln kann, wie andere Leute die Weihnachtsfeiertage begehen. Mein Partner J und ich besuchen jedes Jahr abwechselnd entweder seine oder meine Familie und stöhnen darüber, wie falsch alles ist.

Js Familie beginnt den Tag mit einem *Buck's Fizz* beim Frühstück, der einfach völlig deplatziert ist. Wir sind nicht auf einem Flughafen. Der Rest des Frühstücks besteht aus irgendeinem unverständlichen Grund aus einer Vielzahl von Cerealien, sodass er und seine (allesamt erwachsenen, sollte ich hinzufügen) Geschwister sich um die gleichen zwei kleinen Müslipackungen balgen. Geschenke werden ausgeteilt: ein Strumpf, der kleinteilig Hunderte Schrottgeschenke enthält und nicht ein schönes, *schnell auszupackendes*, einzelnes Geschenk. Jedes Teil im Strumpf, auch wenn es ein Wodka-Fläschchen ist, ist aufwendig verpackt und mit einer verfickten Schleife verziert, außer – der Grund ist mir schleierhaft – die Mandarine und der Apfel. Ein Apfel? Als ich zum ersten Mal sah, wie jemand einen Apfel aus der Zehe eines Strumpfes zog, nahm ich an, er wäre für das Pferd, das mit Sicherheit gleich zur Tür hineinkommen würde, denn zu diesem Zeitpunkt hätte mich nichts mehr überrascht.

Sie sitzen in einem Kreis, als würden sie gleich Jesus anrufen, damit er selbst die Rosenkohlröschen kocht, und öffnen dann angefangen beim Ältesten ein Geschenk nach dem anderen – ein Vorgang, der selbst bei starkem Rückenwind drei Stunden dauert. Das Mittagessen wird zur Abendessenszeit serviert und beinhaltet *Appetithäppchen*. Wer braucht schon eine Vorspeise? Gib Gas und bring mir die Kartoffeln. Und was zum Teufel ist *Brotsoße*? Und warum sieht sie aus wie eine Dachbodenisolierung, die sich mit Wasser vollgesogen hat? Das Dessert muss warten – obwohl es inzwischen im Grunde genommen der erste Weihnachtsfeiertag ist – denn zuerst ist das Sechzehn-Runden-Quiz dran, das J jeden Abend in den letzten zwei Wochen mühsam zusammengestellt hat, wobei ich ihn beobachten durfte.

Glücklicherweise verbringen wir in diesem Jahr Weihnachten im Haus meiner Familie, sodass alles ganz nett, normal und gesittet zugeht. J kann das irgendwie nicht verstehen und beschwert sich ständig, dass niemand ein Posaunensolo spielt, während der Truthahn angeschnitten wird (oder was auch immer für einen Bullshit seine Familie dabei macht).

Ich habe so langsam verstanden, dass es bei Weihnachten zum Teil darum geht, eigene Traditionen zu pflegen, also habe ich eine neue in unserer Familie eingeführt. Jedes Jahr bringen wir unseren Nichten und Neffen Geschenke mit, die sie lieben (um sicherzustellen, dass wir auf ewig ihre Lieblingsonkel sind) und ihre Eltern hassen (weil: Hahahaha). Wir haben die Spielzeuge geschenkt, die die Lautstärke eines düsenbetriebenen Motors erreichen, Spielzeuge, die so viel Dreck machen, dass Wände neu gestrichen, Teppiche und Spielsachen verbrannt werden mussten, und Spielzeuge, die tausend Stunden Bauzeit seitens der Eltern benötigten. Aber dieses Jahr haben wir uns selbst übertroffen. Jeder der vier Junior-Kays bekommt einen acht Fuß großen, wunderbar kuscheligen Teddybären, der gut das Zehnfache des Volumens eines durchschnittlichen Sechsjährigen hat. Die Kinder sind natürlich sofort schockverliebt, während meine Brüder verzweifelt berechnen, wie diese gigantischen Mutanten aus Velours in ihre Häuser passen werden, geschweige denn in ihre Autos – bevor sie anfangen, mein plötzliches Dahinscheiden zu planen.

Meine Schwester Sophie hat gestern Abend auf der Entbindungsstation* gearbeitet und kommt pünktlich zum »Festtags-Eis« aus dem Bett – die ganz normale Mixtur, die meine Mutter jedes Jahr mit kandierten Früchten und Rum kreiert. Ich seziere alles bis aufs Kleinste, was sich während ihrer Schicht ereignet hat: die Kaiserschnitte, die Saugglocken, die Patientin, bei der die Fäden auf der postnatalen Station gerissen sind, die News über die Frau aus der Notaufnahme, die in der Mitternachtsmesse zusammengebrochen ist. (Sie hat gesagt, sie sei zu sehr ins Gebet vertieft gewesen; das Labor hingegen sagt, dass sie zu tief ins Glas geschaut hatte.) Mein Bruder ist Hausarzt und muss außerplanmäßig einen Hausbesuch machen, also verziehe ich mich etwas früher als sonst nach oben, um wieder – absolut normal – ein Nickerchen zu machen, damit ich genug Energie für – und wieder: absolut normal – den Film *Das Schweigen der Lämmer* habe, den wir uns traditionell um Mitternacht anschauen.

J folgt mir nach oben und hockt sich neben mich, nach-

---

* Sie arbeitet im Bereich der Frauenheilkunde und Geburtshilfe, weshalb ich mal annehme, dass sie mein letztes Buch nicht gelesen hat.

dem ich mich aufs Bett hab plumpsen lassen. Er sagt nichts und starrt mich nur eine Weile an. Seine Augen glänzen, auf seinem Gesicht zeigt sich die Andeutung eines Lächelns.

»Was?«, frage ich. »Es ist völlig in Ordnung, mitten an Heiligabend kurz ein Nickerchen zu machen.«

»Nein, nicht das – obwohl: Das ist alles andere als in Ordnung«, sagt J. »Du vermisst es, nicht wahr?«

Ich stütze mich im Bett auf und schaue ihn an.

»Ich habe dich beobachtet, als du mit Sophie gesprochen hast«, fährt er fort. »Du vermisst die Arbeit im Krankenhaus über Weihnachten!«

Ich lache ein wenig zu laut, bevor ich sage: »Natürlich nicht!«

Aber wir beide wissen, dass es stimmt. Ich tue es wirklich, wirklich.

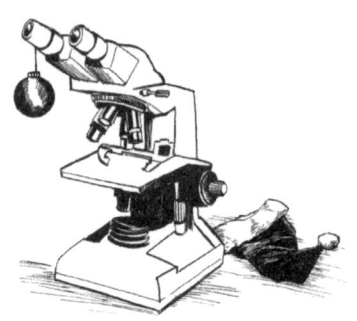

Alternative
Weihnachtsbotschaft

Ich denke, eine neue Tradition zu dieser Jahreszeit wäre angebracht. Oder wir verteidigen die alte mit unseren Ellbogen und schauen auch weiterhin Ihrer Majestät dabei zu, wie sie zehn Minuten vom Teleprompter plumpe Phrasen abliest oder so. Der weltweit gefürchtete Spaziergang am ersten Weihnachtsfeiertag, begleitet von Verwandten, die trotz des fast tödlichen Katers versuchen, fröhlich zu sein. Oder der *Christmas Pudding* – dieser schmutzige Albtraum, in dem der eingebackene Sixpence noch am ehesten genießbar ist. Kippen Sie etwas extra Brandy darüber und lassen Sie uns diesen Haufen Dung aus Sultaninenmatsch für immer verbrennen.

Mein Vorschlag wäre, irgendwie der Tatsache Rechnung zu tragen, dass zu Weihnachten eine halbe Million NHS-Mitarbeiter den Tag bei der Arbeit verbringen werden – von Pförtnern über Physiotherapeuten bis hin zu Apothekern –, während die Mehrheit gezwungen ist, die Weihnachtsfeiertage und Silvester zu opfern. Sie arbeiten an vorderster Front, für die meisten von uns unsichtbar, während wir uns überlegen, ob unser Körper es aushält, noch mehr Brie in uns hineinzuschaufeln (Antwort: Ja, essen Sie den Käse einfach mit Trauben, dann ist es praktisch fast schon gesund.).

Vielleicht können wir, während wir mit unseren Partyhüten herumsitzen und unser Leben beim Verzehr halb aufgetauter Riesengarnelen riskieren, unsere Köpfe zum

Gebet verneigen. Nicht, um einem Gott zu danken, der, seien wir ehrlich, wahrscheinlich jede Woche seit dieser sehr geschäftigen ersten Woche mehr Schlechtes als Rechtes vollbracht hat. Nein, um den Leuten zu danken, ohne die wir vielleicht alle nicht hier wären; den Leuten, die endlich um Mitternacht nach Hause kommen und Reste aus dem Kühlschrank klauben, während du dich längst deinem Kohlenhydratekoma ergeben hast.

Besser noch, lass sie wissen, dass du ihnen dankbar bist. Es ist einfacher, als man denkt, den Tag eines NHS-Mitarbeiters zu retten – besonders zu Weihnachten. Sende eine Karte an deinen Hausarzt, an die von dir besuchte Ambulanz oder die Station, auf der du gelegen hast. Sie *werden* sich an dich erinnern (es könnte einen Moment dauern, weil der Durchsatz an Patienten so hoch ist), und deine Nachricht könnte sie an einem schlechten Tag daran erinnern, warum sie ihre Arbeit tun.

Wenn du bisher das Glück hattest, immer kerngesund zu sein und nicht die Dienste des nationalen Gesundheitssystems in Anspruch nehmen musstest, denk daran: Die Uhr tickt, auch du bist nicht unbesiegbar und kannst auf viele verschiedene Wege andere an deinem Glück teilhaben lassen. Spende Geld an die Neugeborenenstation, an ein Hospiz oder eine medizinische Wohltätigkeitsorganisation.* Oder spende Blut. Besorge dir einen Organspendeausweis.

---

* Ich bin Botschafter des wunderbaren *Lullaby Trust*, der Forschungsprojekte zum Thema plötzlicher Kindstod sowie Familien unterstützt, die den Verlust eines Babys oder Kleinkinds zu verkraften haben. Jede Spende, egal wie hoch, macht einen großen Unterschied bei dieser wichtigen Aufgabe.

Wenn dir die Energie oder die Mittel fehlen, um auf diese Weise zu helfen, gibt es immer noch etwas, das du für die unter Belagerung stehenden Mitarbeiter machen kannst, die Weihnachten zu Hause verpassen. Hör wenigstens an diesem Tag im Jahr auf, Wurzelgemüse, Fernbedienungen, Schokoladenhüllen, Lichterketten – oder auch alles andere, was nicht auffindbar und leblos ist (oder, Gott steh uns bei: lebt) – in diverse Körperöffnungen zu stecken. Es sind nur 24 Stunden, Leute, und für sie wäre es so, als würde Weihnachten und Ostern auf einen Tag fallen.

Danksagungen

An meine fantastischste Redakteurin, Francesca Main. Ohne dich: schrecklicher Unsinn.

An meine unvergleichlichen, furchtlosen und »Oh-mein-Gott-ach-so-toleranten« Agenten, Cath Summerhayes und Jess Cooper. Ohne euch: Chaos.

An meinen Mann James – den cleversten, bestaussehendsten, nervigsten, wunderbarsten Menschen, den ich kenne. Ohne dich: nichts.

An alle, die mein letztes Buch gekauft haben und an diejenigen, die für das Nachfolgealbum mit an Bord waren. Eher eine EP, schätze ich? An jede Buchhandlung, jeden Buchhändler und jede Bibliothek, die es den Lesern ermöglichen, es zu lesen.

An meine Familie, besonders an meine Oma, wobei ich mir wünsche, ich hätte mich in meinem letzten Buch bei ihr bedankt und ihr die Stelle auch gezeigt. In den klareren Momenten ihrer letzten Tage fragte sie, wie es sich verkauft habe. Als ich sagte, dass die Zahlen passabel seien, antwortete sie: »Vielleicht ist die britische Öffentlichkeit doch nicht so dumm.« An Naomi und Stewart; Marc, Shazia, Noah und Zareen; Dan, Annie, Lenny und Sidney; Sophie und Rauri.

An Steph von Reiswitz für die originellen, genialen Illustrationen. Ich bete sie an.

An die fantastische Hilfe, Erinnerungen und Zusicherungen von Drs Gibson, Heeps, Jones, Wozniak, van Hegan, Rehman, Laycock, Hughes-Roberts, Biswas, Bayliss, Webster und Knight.

An alle, die daran beteiligt sind, *Jetzt tut es gleich ein bisschen weh* auf die Bühne und die Leinwand zu bringen – besonders James Seabright, Annie Cullum, Lee Martin, Hannah Godfrey, Naomi de Pear, Holly Pullinger und Jane Featherstone. An die Wortakrobaten Karl Webster und Dan Swimer.

An meine Spitzentruppe Dusty Miller und Emma Bravo, die die Öffentlichkeitsarbeit macht.

An Freund Mo Khan, der mich auf einzigartige Weise unterstützt und auf internationalen Medizinerkonferenzen jeden Vortrag damit endet, dass er meine Bücher herausholt. An Susie Dent, weil sie mir gesagt hat, dass es in Ordnung sei, das Wort »abgeratzt« stehen zu lassen.

An die unzähligen Personen auf den folgenden Seiten. Ich bin stolz darauf, nunmehr einem kleinen Kreis von Autoren anzugehören, die offiziell jedem die Anerkennung zukommen lassen, der an der Verwirklichung eines Buches beteiligt ist. Eines Tages wird es hoffentlich eher Standard als etwas Neues und keine Schrulle mehr sein.

Außerdem erhöht es die Anzahl der Wörter.

Herausgeber

Publisher Paul Baggaley
Editor and Associate Publisher Francesca Main
Assistant Editor Gillian Fitzgerald-Kelly
Editorial Administrative Assistant Roshani Moorjani

GESCHÄFTSFÜHRUNG

Managing Director Anthony Forbes-Watson
Sales and Brand Director Anna Bond
International Director Jonathan Atkins
Finance Director Lara Borlenghi
Publisher, Macmillan Adult Books Jeremy Trevathan
Digital and Communications Director Sara Lloyd
Publishing Operations Director James Long

FINANZEN

Finance Director, Adult Publishing Jo Mower

VERTRÄGE

Head of Contracts Clare Miller
Senior Contracts Executive Marta Dziurosz

HÖRBUCH

Audio Publishing Director Rebecca Lloyd
Audio Publishing Executive Laura Marlow

REDAKTIONSLEITUNG

Associate Publisher Sophie Brewer
Managing Editor Laura Carr
Junior Desk Editor Chloe May
Copy-Editors Charlotte Atyeo, Penny Isaac
Proofreader Fraser Crichton
Editorial Consultant Justin Myers
Medical Advisor Caroline Knight
Text Design Manager Lindsay Nash
Typesetter Palimpsest Book Production Ltd

GESTALTUNG/LAYOUT

Art and Design Director James Annal
Design Manager Ami Smithson
Jacket Photograph and Product Designer Kiseung Lee
Author Photograph Idil Sukan
Illustrator Steph von Reiswitz
Studio Manager Lloyd Jones
Artworker Alex Fowler

HERSTELLUNG

Head of Adult Production Simon Rhodes
Senior Production Controller Charlie Tonner
Production Assistant Giacomo Russo

RECHTSABTEILUNG

Head of Legal Annie LaPaz

MARKETING UND ÖFFENTLICHKEITSARBEIT

Communications Director, Picador Emma Bravo
Publicist Dusty Miller
Head of Marketing, Picador Katie Bowden
Senior Communications and Events Executive Rachel Mellor
Publicist, Ireland Cormac Kinsella

VERTRIEB (UK)

David Adamson	Lucy Hine
Richard Baker	Christine Jones
Andrew Belshaw	Lucy Jones
Katie Bradburn	Rebecca Kellaway
Emily Bromfield	Clare Lawler
Ruth Brooks	Gillian MacKay
Kate Bullows	Holly Martin
Tom Clancy	Rory O'Brien
Sarah Clarke	Alexandra Payne
Stuart Dwyer	Guy Raphael
Bríd Enright	Siobhan Slattery
Julia Finnegan	Toby Watson
Richard Green	Keren Western

VERTRIEB (INTERNATIONAL)

Rachel Graves	Stacey Hamilton

Daniel Jenkins   Emily Scorer
Louis Patel   Lucie Uwarow
Laura Ricchetti   Leanne Williams

BRAND MANAGEMENT

Senior Brand Manager Charlotte Williams
Senior Brand Executive Jade Tolley
Brand Assistant Molly Robinson

RECHTE & LIZENZEN

Rights Director Jon Mitchell
Senior Rights Manager Anna Shora
Rights Manager Emma Winter
Rights Assistant Hannah Dualeh

ONLINE-MARKETING

Marketing and Communications Director Lee Dibble
Senior Metadata and Content Manager Eleanor Jones

Unsere Leseempfehlung

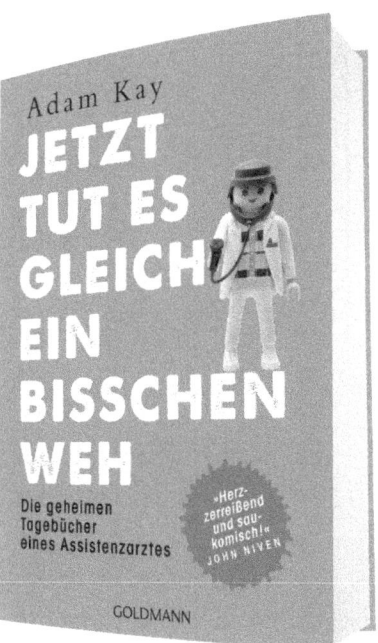

288 Seiten
Auch als E-Book
erhältlich

Vorhang auf für 97-Stunden-Wochen und einen Tsunami an Körperflüssigkeiten. Entscheidungen auf Leben und Tod am laufenden Band und ein Gehalt, gegen das jede Parkuhr zu den Besserverdienern gehört. Auf Nimmerwiedersehen, Freunde und Familie ... herzlich willkommen im Leben eines Assistenzarztes! Adam Kay, jetzt in seiner Heimat England als Comedian gefeiert, gehörte viele Jahre dazu. Nach schlaflosen Nächten und durchgearbeiteten Wochenenden mobilisierte er seine letzten Kräfte, um seine Erlebnisse aus dem Alltag eines Krankenhauses aufzuschreiben. Saukomisch, erschreckend und herzerweichend zugleich: Kays Tagebücher bringen alles ans Tageslicht, was Sie jemals über den Krankenhausalltag wissen wollten.

www.goldmann-verlag.de
www.facebook.com/goldmannverlag

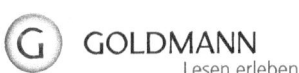

GOLDMANN
Lesen erleben